Die neue Aldidente DIÄT

Dagmar Freifrau von Cramm ist Journalistin, erfolgreiche Buchautorin und Ökotrophologin. Sie ist Präsidiumsmitglied der Deutschen Gesellschaft für Ernährung und lebt in Freiburg im Breisgau. Im Eichborn Verlag erschienen von ihr: *Aldidente – Kochen für viele* (1999) und *Aldidente Diät* (2000).

Die Rezepte, Ernährungs-Tipps und Gymnastikübungen in diesem Buch wurden sorgfältig erarbeitet, zusammengestellt und redigiert. Trotzdem können Autorin und Verlag keinerlei Haftung übernehmen für eventuelle Gesundheitsschäden oder sonstige Nachteile, die aus der Benutzung dieses Buchs entstehen.

Die Deutsche Bibliothek – CIP-Einheitsaufnahme:
Cramm, Dagmar /v.:
Die neue Aldidente-Diät : fit und schlank in 6 Wochen /
Dagmar von Cramm. - Frankfurt am Main : Eichborn, 2002
ISBN 3-8218-3746-2

® Eichborn AG, Frankfurt am Main, März 2002
Lektorat: Oliver Thomas Domzalski
Umschlagillustration: Uschi Heusel
Layout und Satz: die Basis, Wiesbaden
Druck und Bindung: WS Bookwell, Finnland

Verlagsverzeichnis schickt gern:
Eichborn Verlag, Kaiserstr. 66, D–60329 Frankfurt
www.eichborn.de

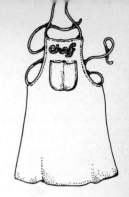

Dagmar von Cramm

Die neue Aldidente DIÄT

Fit und schlank in sechs Wochen

 Eichborn.

Inhalt

Vorwort   6

**Diäten, Diäten, Diäten
– ein kleiner Check**   8

**Alles über die neue
Aldidente-Diät**   24
Steckbrief   26
Bechermaße   27
Was darf ich trinken?   28
Das sollten Sie im Hause haben   29
Und die Snacks?   30
Gibt's nicht, find' ich nicht, mag ich nicht!   30
Fertig zum Startschuss   31

**Die 1. Woche:
Grüner Start mit Gemüse**   32
Gymnastik für die Fitness   34
Die Einkaufsliste für die 1. Woche   35
Der Speiseplan für die 1. Woche   36
Die Rezepte für die 1. Woche   37
  Frühstück   37
  Warme Mahlzeiten   40
  Kalte / kleine Mahlzeiten   45

**Die 2. Woche:
Macht jung – Viel Bewegung,
mageres Eiweiß**   50
Die Einkaufsliste für die 2. Woche   52
Der Speiseplan für die 2. Woche   54
Die Rezepte für die 2. Woche   55
  Frühstück   55
  Warme Mahlzeiten   58
  Kalte / kleine Mahlzeiten   66

**Die 3. Woche:
Viel Spaß mit Pasta und Freunden**   70
Die Einkaufsliste für die 3. Woche   72
Der Speiseplan für die 3. Woche   74
Die Rezepte für die 3. Woche   75
  Frühstück   75
  Warme Mahlzeiten   78
  Kalte / kleine Mahlzeiten   83

**Die 4. Woche:
Entwässern mit viel Reis,
Obst & Gemüse**   88
Die Einkaufsliste für die 4. Woche   90
Der Speiseplan für die 4. Woche   92
Die Rezepte für die 4. Woche   93
  Frühstück   93
  Warme Mahlzeiten   95
  Kalte / kleine Mahlzeiten   100

Die 5. Woche:
Schön entspannt mit Obst
und Wellness **104**
Die Einkaufsliste für die 5. Woche 106
Der Speiseplan für die 5. Woche 108
Die Rezepte für die 5. Woche 109
  Frühstück 109
  Warme Mahlzeiten 113
  Kalte / kleine Mahlzeiten 118

Die 6. Woche:
Back to the roots – zurück zu
den Wurzeln **122**
Die Einkaufsliste für die 6. Woche 124
Der Speiseplan für die 6. Woche 126
Die Rezepte für die 6. Woche 127
  Frühstück 127
  Warme Mahlzeiten 130
  Kalte / kleine Mahlzeiten 135

Köchelverzeichnis **139**
(Alphabetisches Verzeichnis der Rezepte)

Anhang
mit Seiten zum Heraustrennen **145**
1. Das sollten Sie im Haus haben 145
2. Austauschtabelle 146
3. Messtabelle 146
4. Einkaufsliste 1. Woche 147
5. Einkaufsliste 2. Woche 149
6. Einkaufsliste 3. Woche 151
7. Einkaufsliste 4. Woche 153
8. Einkaufsliste 5. Woche 155
9. Einkaufsliste 6. Woche 157
10. Erlaubte Snacks 159
11. BMI-Kurve 159

Vorwort

»Frau v. Cramm! Sie und *Big Diet*?!«
Beinahe, ja, beinahe hätte ich meine ernährungswissenschaftliche Unschuld verloren. Fast hätte ich mich dazu hergegeben, im Frühjahr 2001 für die Container-Show »Big Diet« acht handverlesenen Dicken vor laufender Kamera mit Rat und Tat zur Seite zu stehen. Ich hätte ausgewogene, individuell angepasste Esspläne entwickelt, mit den Delinquenten fettarm, aber delikat gekocht, kompetente, fettbewusste Shopping-Exkursionen in Supermärkten durchgeführt, motiviert, getröstet, diskutiert. Außerdem hätte ich natürlich aufgepasst, dass sich keiner einseitig ernährt, dass alle ihre Vitamine, Mineralstoffe und was es sonst an lebensnotwendigen Nährstoffen gibt, tatsächlich bekommen. Bei mir hätten sie alle nett bei Tisch gesessen, hübsch gedeckt, denn Zeit hätt's ja bei Vollzeit-Diätlern im Container ohne Ende gegeben. Wir hätten Schmeck- und Schleckübungen gemacht, wären Diätfallen auf die Spur gekommen, hätten eine schlanke geistige Haltung trainiert. Wie im Lehrbuch, unter idealen Bedingungen, unter den Augen der Nation, zum Vorbild aller. Vielleicht hätten wir mal den Sushi-Weltmeister zum Vorkochen eingeladen oder Meister Cheng für einen Crash-Kurs in Wokgerichten. Auch frische Pasta mit der Nudelmaschine wäre mal drin gewesen. Kurz, alle fettrealistisch gesehen korrekten Feinschmeckertrends hätten wir aufgegriffen und umgesetzt. Nein, bei mir hätte es keine fiesen Verlockungen in Form von Schokoriegeln und Chips unterm Bett gegeben. Oder Schampus im Kleiderschrank. Und keinen Leistungsdruck, sondern Toleranz, Verständnis und positives Denken. Die Kilos wären nur so gepurzelt, wir hätten Menschen mit idealem Ernährungsverhalten ausbilden können – Profi-Gesundheitsesser sozusagen.

Gleichzeitig hätten wir eine ganze Nation von Dicken mitreißen können. »Big Diet« als Volksdiätbewegung! Deutschland als Volk der Schlanken, Schönen und Gesunden! Nach dem Fräuleinwunder das Diätwunder! Die Apotheken haben ja dann auch mitgemacht – da konnte sich jeder wiegen und Mut holen. Eigentlich fast geschäftsschädigend – schließlich sind Schlanke ja viel gesünder! Andererseits hätten sich die Krankenkassen mal erholen können und wären wieder etwas spendabler. Das Bundesverdienstkreuz für RTL und für mich irgendwas am Bande wären ja möglich gewesen. Das sah auch die Produktionsfirma Endemol wohl so, denn sie schlugen mir eine Art ehrenamtliche Tätigkeit vor …

Doch zurück zum Konzept. Das zweite klassische Diätbein ruhte auf Jennifer Wade (sprich »Wäd«, nicht etwa »Wade«), einer exzellenten Vorturnerin der seriösen Art. Das kann ich nämlich nicht abdecken. Ich kann wohl alle Übungen für Bauch-Beine-Po in unterschiedlichen Schwierigkeitsgraden. Aber ich bring es eben doch nicht so knackig kompetent rüber wie Frau Wade. Schließlich hat sie das gelernt – und ich habe nur Ernährungswissenschaften studiert. Schuster, bleib bei deinen Leisten – auf jeder Baustelle sollte es Fachleute geben. Also Jennifer W. war das Tüpfelchen auf dem i – denn Abnehmen müssen wir im Schweiße unseres Angesichts; das hat die Forschung ja eindeutig ergeben.

Warnend unkte der Kollegenkreis angesichts meines missionarischen Eifers. Erst nachdem kompetente Mitarbeiter das sinkende Schiff verließen, schwante mir Ungutes. Bei der ersten Pressekonferenz war ich noch Aushänge-schild für Seriosität und guten Willen. Um mich herum toste Frau Schreinemakers, und alle Manager und Key Account Manager der Produktionsgesellschaft, des Senders und der Agentur verströmten Dynamik und Tatkraft. Zielgewicht? Idealgewicht? Kohlenhydrate-Eiweiß-Fett? Fehlmeldung. Aber Kosten, Umsatz, Sponsoring, Diätriegel und Pülverchen – und der Gewinner in Gold aufgewogen! Ein Holland-»Big-Diet«-Video und ein netter, rundlicher Koch gaben mir den Rest. Wieder kein Diätwunder in Deutschland! Mit ein bisschen Häme habe ich den Quoten-Niedergang verfolgt, halb schaudernd, halb erleichtert. Musste ich mein ernährungswissenschaftliches Gewissen doch nicht mit Ungereimtheiten und Product Placement belasten. Da sieht man, was passiert, wenn die Vermarktung den Inhalt schluckt. Schön, dass der Zuschauer nicht doof ist. Schade, dass die Chance verpasst ist. Stattdessen weiterhin immer neue Diäten, neue Vorschriften, Tricks und Tipps – wer soll sich da noch auskennen?

Diäten, Diäten, Diäten – ein kleiner Check

Eigentlich ist es ganz einfach: Wer seinem Körper mehr Energie, d. h. Kalorien/Joule zuführt, als er braucht, der lagert die überschüssige Energie in Fettreserven ab. Und wer diese Polster abbauen will, der muss die Energiezufuhr drosseln oder den Energieverbrauch steigern. Nur – wie? Soll er Kohlenhydrate, Fett oder Eiweiß sparen? Gibt es nicht doch Tricks, die Natur zu überlisten? Mondphasen und Fatburner, Trennkost und glykämischer Index, Blutgruppe und Ayurveda sind die Zauberwörter für das »Sesam öffne Dich« ewiger Schlankheit. Die Hoffnung, ganz ohne Anstrengung und ohne Änderung des Lebensstils die Kilos schwinden zu lassen, «fit for life» und »forever young« zu sein, beflügelt einen schon Jahrzehnte dauernden Diätboom. Sicherlich gibt es einige wissenschaftliche Erkenntnisse, die auf dem Weg zum Abnehmen helfen. So hat der jüngste »MCT-Boom« die Herzen alter Diäthasen höher schlagen lassen. Versprechen doch Pressemeldungen, dass mittelkettige Triglyceride, die immer schon als Diätfette für Kranke eingesetzt wurden, keine Spuren auf unseren Hüften hinterlassen. Wie dem auch sei – und die Datenlage dazu ist höchst dünn –, das hilft natürlich nicht angesichts köstlicher Käsespezialitäten, cremiger Pasteten oder Räucherlachs. Und doch belebte die Meldung einmal mehr die irrationale Hoffnung, den Stein der Weisen, oder besser gesagt, der Schlanken, gefunden zu haben. Diese Hoffnung reißt immer wieder Millionen rundlicher Bundesbürger dazu hin, sich für ein Heidengeld bei Versendern »Schlank-im-Schlaf-Gürtel«, »Fettverbrennungskapseln«, »Slim-Mieder«, »Straffungscremes« oder »Schlankheitströpfchen« zu bestellen. Bevor der Staatsanwalt aktiv wird, sind die Millionen schon gescheffelt und der Versender unbekannt verzogen.

Traurig, aber wahr bleibt: Wunder gibt es nicht. Und um Sie in der Diätdiskussion fit zu machen, Ihnen Berge von Diätbüchern zu ersparen und Sie zum theoretischen Diätprofi zu machen, folgt jetzt ein Überblick über die aktuellen Diäten. Dabei werden Sie alte Hüte wie die Atkins-, die Enzym- oder die Mayodiät übrigens nicht finden – die sind out.

Damit Sie mich nicht falsch verstehen – es gibt ein paar nette Diäten. Schließlich haben wir unterschiedliche Vorlieben, Gewohnheiten, Lebensstile. Wir haben unterschiedliche genetische Voraussetzungen, und unser Wunschgewicht ist ebenso verschieden. Die eine oder andere Diät hat vielleicht unsere Kragenweite. Informieren Sie sich. Aber wirklich funktionieren … doch davon später mehr.

Steckbrief

Mittelmeerdiät oder Kreta-Diät

Die Diät ruht auf den fünf Säulen der Ernährung im Mittelmeerraum: Getreide (Pasta & Brot) – Gemüse/Kräuter und Obst – Fisch und Meeresfrüchte – Olivenöl – Rotwein. Nur in kleinen Mengen werden Fleisch (Lamm- und Kalbfleisch sowie Geflügel), Eier und Milchprodukte (in erster Linie Käse und Joghurt) zugelassen. Zum Abnehmen sollen Kalorien reduziert und regelmäßig viel Bewegung/ leichter Sport getrieben werden.

Pluspunkte:
- Die Mittelmeerdiät macht gesünder: Sie beugt ernährungsbedingten Krankheiten (Bluthochdruck, erhöhtes Blutfett, Herz-Kreislauf) vor, vor allem durch wenig tierische Fette.
- Ballaststoffe helfen der Verdauung. Vitamine und Bioaktivstoffe sind durch Obst und Gemüse garantiert.
- Fisch und Milchprodukte decken den Mineralstoff- und Eiweißbedarf (besonders Jod, Calcium, Phosphor) optimal.
- Sie ist ein Genuss!

Minuspunkte:
- Abnehmen werden Sie wahrscheinlich nicht. Es sei denn, Sie zählen auf althergebrachte Weise Kalorien. Das ist umständlich und zeitaufwendig. Und wer will das schon?
- Durch Fisch und Meeresfrüchte relativ teuer.
- Durch viel Mittelmeer-Gemüse und Obst saisonabhängig, also eher etwas für den Sommer.

Nett für:
… die warme Jahreszeit. Die Mittelmeerdiät ist kulinarisch ein Genuss, eignet sich besonders für nur leicht Übergewichtige, die ohne Stress ganz langsam abnehmen möchten und dabei auch noch gut essen wollen, und die selber gerne kochen. Sensationelle Gewichtsverluste sind nicht zu erwarten – wohl aber eine positive gesundheitliche Wirkung.

FAZIT
Für den mittelalten Mittelmeerfan mit humanistischer Bildung, der Wein und Olivenöl liebt und gerne kocht – oder sich gerne bekochen lässt. Der Angst vor dem Herzinfarkt hat. Und dessen Internist regelmäßig Kongresse auf Kreta besucht.

Steckbrief

Kalorienreduzierte Diät / FdH (Friss die Hälfte)

Die kalorienreduzierte Diät senkt die Energiezufuhr, wobei kein besonderes Augenmerk auf die unterschiedlichen Ernährungsbausteine Eiweiß, Kohlenhydrate und Fett gerichtet wird. Frönt der Abnehmwillige üblicherweise einer eher ungesunden Ernährung, wird durch reines Kürzen der Essmenge die Kost noch ungesünder, weil dann wertvolle Nährstoffe knapp werden. Die meisten Diäten begrenzen auf 1000 Kalorien – das ist recht wenig und schwer zu erreichen mit normaler 08/15 Küche.

Pluspunkte:
- Ausgewogen in der Zusammenstellung.
- Relativ einfach und eingeführt.
- Vielseitig und abwechslungsreich, auch für längere Zeit geeignet.
- Lerneffekt in puncto Kaloriengehalte.

Minuspunkte:
- Kalorien allein sind für die gesundheitliche Qualität des Essens nicht entscheidend – es besteht die Gefahr einer ungesunden Ernährung.
- Kalorienzählen will gelernt sein.
- Körper entwickelt u. U. Energiesparprogramme und kommt mit immer weniger aus – kaum Abnahmeerfolge.
- Bewegung wird zu wenig berücksichtigt.

Nett für:
Alle, die sich für Ernährung interessieren und sich die Mühe geben, Kaloriengehalte zu lernen, Rezepte zu studieren und kalorienarm zu kochen. Eine eher konservative Diät für Diätprofis, wo der Kampf um die schlanke Linie zum Hobby wird. Auch familien-/paargeeignet. Nicht für schwer Übergewichtige, da der Körper lernt zu sparen.

FAZIT
Für den/die nur leicht übergewichtige(n), vernunftbetonte(n) Hobbydiätler(in) mit Diätküchenambitionen, die (der) gerne in Kalorientabellen und kalorienreduzierten Rezepten schmökert, sie nachkocht, die ganze Familie damit beglückt, einen Diät-Club gründet und nicht gerade einen süßen Zahn hat.

Steckbrief

Fit for Life

Dieses pseudowissenschaftliche Ernährungskonzept mischt wissenschaftliche Erkenntnisse mit reinen Hypothesen. Es teilt die Körperfunktionen in drei Zyklen ein: 12 bis 20 Uhr Nahrungsaufnahme, 20 bis 4 Uhr Nahrungsausnutzung, 4 bis 12 Uhr Nahrungsausscheidung. Naturbelassene Lebensmittel werden favorisiert. Bis mittags ist nur frisches rohes Obst erlaubt – in unbegrenzten Mengen. Als Getränk wird destilliertes, also mineralstofffreies Wasser empfohlen. Milch und Milchprodukte werden abgelehnt. Ein weiteres wichtiges Kriterium ist das Trennen von eiweiß- und kohlenhydratreichen Lebensmitteln. Ein Anliegen ist auch tägliches Bewegungstraining, viel frische Luft und Sonne.

Pluspunkte:
- Naturbelassene Lebensmittel sind vollwertig.
- Viel Obst und Gemüse!
- Gewichtsabnahme durch starke Reglementierung (bis mittags nur Obst).
- Wenig tierische Fette.
- Bewegung, frische Luft, Sonne unterstützen Abnahme und Vitalität.

Minuspunkte:
- Wissenschaftlich unbegründet.
- Sehr kompliziert und zu starr mit einer Vielzahl von Regeln, die studiert werden müssen.
- Langfristige Einschränkung von Milch und Milchprodukten erhöht Osteoporosegefahr.
- Getreide und Kartoffeln kommen zu kurz.
- Destilliertes Wasser in großen Mengen getrunken kann zu Kreislaufkollaps und Verarmung an Mineralstoffen führen.

Nett für:
Nur als Kur (max. drei Monate) zu empfehlen. Am besten in der warmen Jahreszeit, wo das Obst-Gemüse-Angebot am besten ist und viel Bewegung in der Sonne die schlechte Calciumversorgung ausgleichen kann. Langfristig nicht empfehlenswert.

FAZIT
Für die körperbewusste, leicht übergewichtige urbane Lady, die eigentlich in New York leben möchte und den american way of life der upper class inhaliert.

Steckbrief

Ayurveda:

Ayurveda ist eine indische Lebens-Philosophie, die sich mit dem Gleichgewicht von Körper, Geist und Seele beschäftigt. Angestrebt wird das Gleichgewicht dreier Arten von Körperenergien (Doshas): Vata repräsentiert die Elemente Luft und Raum, Pitta das Feuerelement und Kapha Wasser und Erde. Nur indirekt wird über eine typgerechte Ernährung eine Normalisierung des Gewichtes erreicht. Die Küche ist stark indisch geprägt: Butterschmalz (Ghee) als Fett, viele Gewürze, viel gekochtes Gemüse und wenig Rohkost oder Fleisch sind typisch.

Pluspunkte:

- Es gibt keine Zwänge; man kann »aus dem Bauch heraus« entscheiden.
- Das »Wohlfühlen« ist wichtig, Massagen stärken das Körperbewusstsein.
- Der Mensch wird ganzheitlich betrachtet, zum Überdenken seiner Gewohnheiten angeregt.
- Recht ausgefallene vegetarische Küche.
- Entspannungsübungen, Yoga als Ausgleich.

Minuspunkte:

- Nicht vorrangig zur Gewichtsreduktion gedacht und geeignet.
- Übertragung indischer Lebensumstände auf unsere Verhältnisse: Verwendung ungewöhnlicher Gewürze, Gemüsesorten und Milchprodukte, die z. T. schwer erhältlich sind.
- Zu viel weich gekochtes Obst und Gemüse – entsprechend tropischen Erfordernissen.
- Tierisches Eiweiß wird bei Ayurveda nicht empfohlen, da es dem Körper schaden soll. Dies ist wissenschaftlich nicht nachweisbar.
- Zu wenig Bewegung.

Nett für:

Gestresste, aber wenig übergewichtige Menschen, die sich in eine fremde Philosophie einarbeiten wollen. Und die sich in erster Linie entspannen und pflegen wollen.

FAZIT

Für trend- und körperbewusste, gut situierte Intellektuelle mit einem Hang zu fernöstlicher Philosphie, nur zartem Übergewicht und einem Ayurveda-Zentrum in der Nähe. Nichts für eingefleischte Kaffeetrinker, Rohkostfans und körperliche Aktivisten.

Steckbrief

Blutgruppen-Diät:

Zwischen Blutgruppe und Ernährung wird ein entwicklungsgeschichtlicher Zusammenhang konstruiert: Je nach Vorfahren in Urzeiten reagiert jede Blutgruppe unterschiedlich auf die verschiedenen »Lektine« – ganz natürliche Eiweiße in der Nahrung. Wer zuviel »falsche« Lektine isst, wird dick – wer die für ihn richtigen isst, nimmt automatisch ab.
Blutgruppe 0 (Jäger & Sammler) soll sich an Fleisch und Fisch plus etwas Gemüse halten. Blutgruppe A (Ackerbauern) soll sich vegetarisch ernähren und Milchprodukte meiden. Blutgruppe B und AB sind Mischtypen.

Pluspunkte:

- Es werden keine Kalorien gezählt und die Nahrung muss nicht genau abgewogen werden.
- Bewegung/Sport wird empfohlen.
- Auseinandersetzung mit eigenem Ernährungsverhalten wird gefördert.

Minuspunkte:

- Gewichtsabnahme kaum wahrscheinlich – allenfalls, weil man nicht mehr weiß, was man wirklich essen darf, und dadurch ein gestörtes Verhältnis zum Essen bekommt.
- Pseudowissenschaftlicher Humbug: Die Diät baut auf unbewiesenen Hypothesen zur Entstehungsgeschichte der Blutgruppen auf.
- Sehr kompliziert – danach zu kochen ist schwierig, ein Restaurantbesuch fast unmöglich. Deshalb zum Scheitern verurteilt.
- Familien-/paarfeindlich: Unterschiedliche Blutgruppen können kaum gemeinsam essen.
- Bei einzelnen Blutgruppen kann es zu einem Mangel an bestimmten Nährstoffen kommen.

Nett für:

Nicht empfehlenswert. Allenfalls für gesunde, schlanke Singles, die mal wieder eine neue Diät ausprobieren wollen.

FAZIT

Für allein lebende, wundergläubige, idealgewichtige Hobby-Heilpraktiker mit viel Zeit fürs Diätstudium, die sich mit ihrer Blutgruppe bestens auskennen, keinen Aufwand scheuen und die immer eine Extra-Wurst brauchen.

Steckbrief

Trennkost:

Die Trennkost kombiniert drei »Lehren«:
1. Trennkost: Konzentrierte Kohlenhydrate (Getreide und seine Produkte, Reis, Kartoffeln, Zucker) und Eiweiß (Fleisch, Fisch, Milchprodukte) sollen getrennt, d. h. nur zeitlich versetzt gegessen werden. Neutral, d. h. mit allem kombinierbar, sind Öle, Fette, angesäuerte Milchprodukte, Gemüse, Salate.
2. Säure-Basen-Balance: Lebensmittel werden nach ihrer angeblichen säure- und basenbildenden Wirkung im Körper unterschieden.
3. Vollwertkost: Je weniger ein Lebensmittel bearbeitet ist, desto gesünder.

Pluspunkte:
- Auseinandersetzung mit der Ernährung.
- Das Trennen der Lebensmittel allein ist leicht.
- Die Trennung führt de facto meist zu einer kohlenhydratreichen, gesunden Kost.
- Bevorzugung naturbelassener, gesunder Lebensmittel.
- Kein Essen zwischendurch.
- Süße Dickmacher sind gestrichen.

Minuspunkte:
- Mischung aus wissenschaftlich belegbaren Thesen, wie z. B. die unterschiedlichen Verdauungsenzyme für EW, KH, Fett, mit unbewiesenen Hypothesen wie der von der gegenseitigen Behinderung der Verdauungsprozesse.
- Trennung plus Säure-Basen-Balance plus Vollwertkost ist ein riesiges Lernprogramm.
- Kulinarische mitteleuropäische Klassiker wie Spaghetti Bolognese, Eintöpfe oder Aufläufe fallen unter den Tisch.
- Verharmlosung von Fett.
- Schlimmstenfalls (gerade bei Männern) »Steakdiät« möglich.

Nett für:
Ernährungsinteressierte, die gerne vegetarisch essen, oft auswärts speisen und stets auf ihr Gewicht achten müssen.

FAZIT
Für die vielbeschäftigte, rundliche Frau oder den entsprechenden Mann mit Grundsätzen, die/der gerne Grenzen hat, in Modellen denkt und Pasta, Salate und Obst liebt.

Steckbrief

Heilfasten/Nulldiät

Fasten heißt: Nichts essen, nur trinken (z. B. Obst- und Gemüsesäfte, Brühe, Tee, Molke; Minimum 1,5 l pro Tag). Nulldiät heißt: Auch keine kalorienhaltigen Getränke, sondern nur Tees, Wasser und ein Vitamin- und Mineralstoffpräparat. Achtung: Nur unter ärztlicher Aufsicht durchführen! Heilfasten dient nicht nur der Abnahme, sondern der umfassenden inneren Reinigung.

Pluspunkte:
- Beim Heilfasten ganzheitlicher Ansatz.
- Bei kurmäßiger Anwendung Entlastung des Verdauungsapparates.
- Schlussstrichfunktion vor einer Änderung des Lebensstils.
- Einfach durchzuführen.
- schneller Gewichtsverlust, der allerdings teilweise Wasserverlust ist.
- Kein Hungergefühl, daher leichter durchzuhalten als FdH und andere Reduktionsdiäten.

Minuspunkte:
- Nur für Kerngesunde (Übergewichtige sind aber oft schon stoffwechselkrank).
- Nur kurze Zeit gefahrlos möglich – ohne ärztliche Betreuung ein Wochenende, mit ärztlicher Betreuung eine Fastenwoche.
- Nur mit ärztlicher Begleitung sinnvoll.
- Gefahr des Jojo-Effektes, weil das Ernährungsverhalten nicht langfristig geändert wird.
- Wird falsch oder zu lange gefastet, Vitamin- und Mineralstoffmängel möglich.

Nett für:
Gesunde Menschen, die eine Auszeit nehmen, Distanz zu ihrem Alltag bekommen und erst in zweiter Linie ein paar Kilos abnehmen möchten. Außerdem für schwer Übergewichtige als Starthilfe für eine Abmagerungskur. Nur unter ärztlicher Aufsicht.

FAZIT
Für die gestresste Powerfrau ohne Kleinkind, die zu Extremen neigt. Oder den Aktivmann der Sorte alles oder nichts. Für Menschen, die von ganz dick bis ein bisschen mollig sind und die ihr Leben nicht ändern wollen, sondern ab und zu eine innere Reinigung brauchen.

Steckbrief

Fatburner

Die Fatburner-Diät behauptet, dass bestimmte Fette, Eiweiße, Kohlenhydrate, Vitamine und Mineralstoffe indirekt zur Fettverbrennung beitragen. Kohlenhydratreiche Lebensmittel sind nach dem glykämischen Index (GLYX) eingeteilt. Eiweiß aus Milchprodukten, Pflanzen, magerem Geflügel und Fisch soll die Fettverbrennung ankurbeln. Ungesättigte Fettsäuren aus Öl und Seefisch sind Fatburner – tierische Fette machen fett. Bei Vitaminen und Mineralstoffen sollen vor allem Vitamin C, Magnesium, Kalzium und Chrom schlank machen.

Pluspunkte:
- Viel Gemüse und Obst, Vollkornprodukte.
- Wenig Fleisch und tierische Fette, viel Fisch und mäßig pflanzliche Fette.
- Keine Kalorienobergrenze.
- Bewegung ist wichtig.

Minuspunkte:
- Kompliziert: Spezielle (GLYX-)Tabellen nötig, Kenntnisse über Vitamine, Mineralstoffe, Fette wichtig.
- Zuviel Eiweiß kann den Stoffwechsel bzw. die Niere zu stark belasten.
- Eiweiß-, Vitamin- und Mineralstoffpräparate werden empfohlen, um Defizite zu vermeiden.
- Wissenschaftlich nicht haltbar: Dass Eiweißkalorien nicht so hundertprozentig verwertet (sprich: angelagert) werden wie Fett- und Kohlenhydratkalorien, stimmt – doch verbrennen sie deshalb noch lange kein Fett.

Nett für:
Gesunde Menschen, die einmal etwas Neues ausprobieren möchten, bereit sind, dafür ein Buch zu lesen, es mit der Bewegung ernst nehmen und ein paar Pfunde für ihre Bikini-Figur loswerden wollen. Nicht geeignet für Nierenkranke.

FAZIT
Für Fitness-Studio-Besucher, die Aerobic lieben, jeden Montag ihren Oberschenkel-Umfang messen, auch mal gerne einen Molkedrink schlürfen und Sushi oder Steak essen, sich jährlich in US-Drugstores mit Nährstoffpräparaten eindecken und an Wunder glauben.

Steckbrief

Forever young

»Forever young« suggeriert: »Alles ist machbar«. Im Zentrum steht das tägliche Laufen. Die Ernährung ist eiweißreich und fettarm. Pflanzliches und (mageres) tierisches Eiweiß sollen Körper und Geist zu Höchstleistungen animieren und den Fettabbau fördern. Fett ist auf utopische 10 g pro Tag reduziert. Vollwertige, frische Lebensmittel werden empfohlen, Weißmehl und Zucker gemieden. Drei Liter Trinken ist Minimum.

Pluspunkte:

- Regelmäßiger Ausdauersport spielt eine gleichberechtigte Rolle neben der Ernährung.
- Viele frische, naturbelassene Lebensmittel, keine Fertigprodukte.
- Gesundheitlich positiv durch wenig Fett, wenig Zucker und Weißmehl, viel Obst und Gemüse und viel Trinken von Wasser.
- Keine Kalorienbegrenzung.

Minuspunkte:

- Forever-young-Versprechen wissenschaftlich so nicht haltbar.
- So viel Eiweiß und so wenig Fett zu essen ist mit natürlichen Lebensmitteln und Garmethoden nicht realistisch. Sündenfälle und der Griff zum Eiweißkonzentrat sind vorprogrammiert.
- Bei Daueranwendung Eiweißüberlastung des Körpers: Gefahr von Gicht und Nierensteinen.

Nett für:

Alle, die gesund, aber abgeschlafft sind und ihr Leben umkrempeln möchten in Richtung fitter, dünner, jünger. Nichts für Süßmäuler. Als Kur zum Muskelauf- und Fettabbau in Ordnung. Auf Dauer gesundheitlich nicht ohne weiteres zu empfehlen und schwer durchzuhalten. Für Nierenkranke verboten.

FAZIT

Für die/den etwas abgeschlaffte/n, gut gepolsterte/n aber gesunde/n Frau/Mann in den besten Jahren, die/der beruflich noch einmal durchstartet, nach einer Trennung voll auf dem Jogging-Jugend-Trip ist, belastbare Sprunggelenke und Nieren hat und der Natur ein Schnippchen schlagen will.

Steckbrief

Mondphasen-Diät

Vier Mondphasen und Vier Zwischenphasen sollen den Stoffwechsel unterschiedlich beeinflussen. Wer abnehmen will, sollte das im Einklang mit dem Mond tun. Beste Zeit für einen Diätbeginn ist danach die Vollmondphase. Der zunehmende Mond lässt auch die Kilos leichter zunehmen, der abnehmende ist entsprechend die ideale Phase zum Abnehmen. Auch die Energien sind unterschiedlich verteilt.

Neben den Mondphasen spielen die Tierkreiszeichen, in denen der Mond bei seinem Lauf stehen kann, ein wichtige Rolle. Bestimmte Lebensmittel sind ihnen zugeordnet. Insgesamt wird eine vollwertige Ernährung empfohlen. Je nach Person sind die Wirkungen der Lebensmittel während des Mondlaufs verschieden und müssen von jedem selbst genau ausprobiert werden.

Pluspunkte:
- Vielseitige Vollwertkost.
- Ganzheitlicher Ansatz.

Minuspunkte:
- Wird nur mit FdH zur Abnahme führen.
- Nicht wissenschaftlich belegt. Im Klartext: Absurder Unsinn.
- Sehr kompliziert: Mondkalender führen, Sternzeichen beachten, Übungen.
- Frauenspezifisch.

Nett für:

Frauen, die sich mit Mond, Sternzeichen, Astronomie beschäftigen und daran glauben, die für ihre Abnahme diesen unterstützenden Rahmen brauchen und die nur ein paar Kilos zu viel haben.

FAZIT

Für den mondsüchtigen Horoskop-Fan, der gerne auch beim Essen in Mondharmonie leben möchte, sich die Kilos mit Mondhilfe herunterhexen möchte und Mondlektüre liebt. Und dem es nichts ausmacht, weiterhin mollig zu bleiben – in kugelrunder Vollmondharmonie sozusagen.

Steckbrief

Montignac-Methode:

Montignac stellt seine Diät als französisches Genussmodell vor – tatsächlich war sie zunächst eine Manager-Diät. Sie hat strenge Regeln, die vor allem in Phase 1, der Abnehmphase, strikt eingehalten werden sollen. In der Phase 2, die zum Halten des Gewichts auf Dauer angelegt ist, wird das etwas gelockert. Kohlenhydrate mit hohem glykämischem Index sind verboten, dazu zählen Kartoffeln, Karotten, Zucker, Weißmehl, helle Nudeln. Der Fettgehalt von Milchprodukten und Fleisch wird beschränkt, Fisch, Obst und Gemüse werden empfohlen. Generell sollen drei Mahlzeiten am Tag eingenommen werden. Die Begründungen sind oft abstrus.

Pluspunkte:

- Vollkornerzeugnisse, viel Obst, wenig Fett.
- Gut umzusetzen, wenn man gern in klassische Restaurants geht.
- Eine allgemein gesündere Lebensweise wird empfohlen (wenig Stress, nicht rauchen, wenig Alkohol, Bewegung).

Minuspunkte:

- Viel zu viele Verbote (Kartoffeln, Möhren, Kaffee, Zucker).
- Viel zu kompliziert, Erklärungen zu langatmig.
- Zu viel Eiweiß, zu wenig Kohlenhydrate.
- Zeitintensiv und teuer – Bevorzugung von Luxuslebensmitteln (Austern, Lachs, Entrecôte).
- Wissenschaftlich so nicht haltbar.

Nett für:

Fisch- und Gemüsefans, die oft ausgehen, eine dicke Brieftasche haben, strenge Regeln und die französische Küche lieben. Nicht als Dauerkostform geeignet.

FAZIT

Für die Business-Frau/den Gourmet mit gutem Gebiss, die/der dunkle Schokolade (78 % Kakaomasse), aber keinen Zucker liebt, französische Küche bevorzugt, vorwiegend auswärts isst, sich aufs Wesentliche – Fisch, Fleisch, Rohkost, Gemüse – beschränkt und bereit ist, sich eher durch das Wälzen dicker Diät-Bücher als durch Sport schlank zu arbeiten.

Steckbrief

Die Fettpunkte-Diät
(Low Fat, Pfundskur)

Die Ausgangsbasis dieser Diät ist einfach: Nur das Fett im Essen wird begrenzt, und zwar auf höchstens 60 g am Tag. Um das zu berechnen, braucht man eine Fettpunkte-Tabelle, die den Fettgehalt der einzelnen Lebensmittel auflistet. Der Gehalt an Kohlenhydraten und Eiweiß wird nicht berücksichtigt. Alles Fettfreie wie Obst, Gemüse, Säfte, Brot, Nudeln und Kartoffeln darf unbegrenzt gegessen werden – nur süße Getränke sollten nicht in Mengen getrunken werden. Alkohol wird nach Fettpunkten berechnet.

Pluspunkte:
- Sehr einfache Diät: nur Fettgehalt beachten.
- Man kann sich richtig satt essen.
- Gesundheitlich positive Wirkung: weniger Fett bedeutet sinkenden Blutfettspiegel.
- Individuelle Gestaltung des Speiseplans.
- Preiswert, normal, praktikabel.
- Lerneffekt: Fettgehalt der Lebensmittel erkennen, auch versteckte Fette.

- Süß ist erlaubt, wenn's kein Fett enthält.
- Bewegung ebenso wichtig wie Ernährung.

Minuspunkte:
- Man muss rechnen – und zwar Fettpunkte.
- Schwierig in Restaurants.
- Schwer für Schokoladen- und Pralinenfans.

Nett für:
Die Fettpunkte-Diät ist nach heutigen wissenschaftlichen Erkenntnissen ernährungsphysiologisch am sinnvollsten. Sie garantiert langsame, aber stabile Abnahme ohne Leidensdruck. Ideal für Familienmenschen, da flexibel. Hohes Maß an Individualität möglich, deshalb gut für alle, die lebenslang aufs Gewicht achten müssen.

FAZIT
Für die/den dicke/n, patente/n Vernunftfrau/ -mann mit süßem Zahn, die/der eine unglückliche genetische Veranlagung hat, viel unerfreuliche Diäterfahrung und sich deshalb dauerhaft kontrollieren muss, um das Gewicht zu halten. Und die/der gut zählen kann – Fettpunkte nämlich.

Ernährungs-ABC

Wenn es um Diäten geht, kommt man ohne ein paar Grundbegriffe nicht aus. Hier sind sie:

- **Ballaststoffe** bestehen aus pflanzlichen Zellstoffen, die vom Körper nicht verwertet werden können, und sind vor allem in Vollkorn, Obst und Gemüse enthalten. Sie sorgen für eine gesunde Darmflora, gute Verdauung und machen satt, ohne anzusetzen. Wichtig: viel dazu trinken!

- **Bioaktivstoffe** sind Substanzen, die gesundheitsfördernd wirken und Arteriosklerose, Infektionen oder Krebs vorbeugen können. Viele von ihnen werden im Stoffwechsel der Pflanzen gebildet und heißen sekundäre Pflanzenstoffe. Aber auch bestimmte Joghurtkulturen, Milchsäure oder Ballaststoffe sind Bioaktivstoffe.

- **BMI** (Body Mass Index), das Maß für das richtige Gewicht. Er berechnet sich wie folgt: **BMI = Körpergewicht (kg) : Körperlänge^2 (m^2)**. Ein BMI zwischen 20 und 25 ist gerade richtig. Darunter wird's untergewichtig, darüber übergewichtig. Wer einen BMI über 30 hat, sollte dringend etwas unter-, sprich: abnehmen.

- **Eiweiß** ist der Stoff, aus dem unsere Zellen, die Erbinformationen, Hormone, Enzyme bestehen. Etwa 30 g Eiweiß täglich sorgen für Ersatz – alles darüber hinaus fließt in den Stoffwechsel mit ein. Tierisches Eiweiß ist in Fleisch, Fisch, Ei und Milchprodukten, pflanzliches in Getreide, Nüssen und Samen, Pilzen und Hülsenfrüchten enthalten.

- **Energie** wird in Kalorien bzw. Joule gemessen. Die energieliefernden Nahrungsbausteine sind Eiweiß, Kohlenhydrate, Fett – und Alkohol.

- **Fett** liefert doppelt so viele Kalorien wie Eiweiß oder Kohlenhydrate und dient als Energiereserve, polstert empfindliche Körperteile, schützt die Haut. Es ist aus Glycerin und je drei Fettsäuren zusammengesetzt. Je höher der Anteil an ungesättigten Fettsäuren, desto gesünder (z. B. Pflanzenfette in Nüssen, Öl und Margarine). Tierische Fette in Butter, Milchprodukten, Fleisch enthalten mehr gesättigte FS. Seefisch enthält besonders viele mehrfach ungesättigte FS. 60 g Fett am Tag reichen aus.

- **Idealgewicht** ... gibt es nicht mehr. Stattdessen gilt der → BMI.

- **Kohlenhydrate** sind die Energielieferanten, die unseren Körper auf Trab halten. Sie kommen vor allem in pflanzlichen Nahrungsmitteln vor: Getreide, Gemüse, Obst, Zucker, Honig. Das sind die Lebensmittel, die uns vor allem mit Vitaminen, Mineral- und Bioaktivstoffen versorgen. Sie sollten mehr als die Hälfte der täglichen Kalorien liefern.

- Die **Nährstoffdichte** bezeichnet den ernährungsphysiologischen Wert eines Lebensmittels. Sie gibt an, wie viel wertvolle Substanzen (Vitamine, Mineral- und Ballaststoffe, Eiweiß, mehrfach ungesättigte Fettsäuren) das Lebensmittel pro Kalorie enthält.

- **Naturbelassen**: Je natürlicher ein Lebensmittel produziert wird und je weniger es anschließend bearbeitet wird, desto höher steht es in der Rangliste nach dem Arzt und Ernährungspapst Kollath. So ist ein ungespritzter Apfel von der Streuobstwiese wertvoller als ein Plantagen-Apfel, ein roher Apfel immer wertvoller als Apfelsaft, dieser wiederum wertvoller als gekochtes Apfelmus und dieses wieder wertvoller als ein tiefgefrorener Apfelkuchen oder ein Apfeldessert aus dem Kühlregal.

- **Normalgewicht** ... gibt es nicht mehr. Stattdessen gilt der → BMI.

Alles über die neue Aldidente-Diät

Ja – warum denn nach all den Diäten nun eine neue Aldidente Diät? Habe ich mich auch gefragt. Aber man kann etwas Gutes ja immer noch besser machen. Und bei der Aldi-Produktpalette hat sich eine Menge getan. Vor allem im Tiefkühl- und Frischebereich. Und wer in den 100 Wochen seit dem Erscheinen von »Aldidente Diät 1« danach gekocht hat, dem wird's jetzt wahrscheinlich langsam langweilig.

Die Eckdaten haben sich gegenüber der ersten Aldidente Diät nicht geändert. Also:

1. Alle Lebensmittel gibt's bei Aldi.
2. Pro Tag höchstens 60 g Fett.
3. Kohlenhydrate in Form von rohem Knabbergemüse und Obst sind wie üblich zum unbegrenzten Verzehr freigegeben.
4. Sie brauchen weder zu rechnen noch zu denken, kommen dank der gewählten Packungseinheiten und dem Sahnebecher als Maß ganz ohne Küchenwaage aus.
5. Die Regel heißt: Schnell und köstlich kochen – und langsam essen. Und zwar dreimal am Tag, nicht zwischendurch!

Und das lästige Einkaufen?
Jetzt kommt Aldi zum Zuge. Und das ist der Clou:

BEI DER NEUEN ALDIDENTE DIÄT MÜSSEN SIE NUR EINMAL PRO WOCHE EINKAUFEN GEHEN – BEI ALDI – MIT UNSERER LISTE ZUM HERAUSTRENNEN.

Zugegeben: Es war gar nicht so einfach, die Rezepte so zu entwickeln, dass Sie hinterher nicht in angebrochenen Packungen ersticken – und die Reste womöglich in nächtlichen Ess-Attacken auffuttern. Aber als viel beschäftigte Frau weiß ich, dass es ideal ist, wenn Sie nur einmal die Woche einkaufen müssen – je nach persönlichem Bio-Rhythmus am Samstagmorgen (vor 10 Uhr) oder Freitag nachmittags (lieber nicht) oder wann immer Sie wollen. Und dann die ganze Woche davon zehren: kein Gehetze, keine verlockenden Einkäufe in Markthallen und Einkaufspassagen, keine Hungerattacken samt Pizza-Blitz. Nein: Die entspannende Sicherheit, dass alles, was ich für meine

Verpflegung, für meinen Genuss und für meine Gesundheit brauche, im Haus ist. Das setzt Kräfte frei! Für Kino- und Theaterbesuche, fürs Schwimmbad und für das Fitness-Studio. Für den heiß geliebten Partner, die süßen Kleinen, Bastelrunden, Hobbys, Renovierungen. Natürlich auch für Überstunden. Nur von schlank allein macht man keine Karriere!

Wie das funktionieren soll mit nur einem Einkauf pro Woche? Na – die zarte Frischkost zuerst, Haltbares und Tiefgefrorenes am Ende der Diätwoche. Ich empfehle übrigens den Diätstart am Wochenende – am Donnerstag und Freitag hat Aldi nämlich besonders frische, schöne Ware. Und Sie haben mehr Zeit fürs Kochen und Genießen. Sie können sogar Gäste einladen!

Darüber hinaus soll's natürlich nicht langweilig werden. Und der Stoffwechsel soll tüchtig auf Touren kommen. Deshalb hat jede Woche eine spezielle Note – was den Nährstoffmix und das »Rahmenprogramm« angeht, also das Laufen, Turnen, Tanzen. Das können Sie nach Lust und Laune kürzen oder weglassen – Sie nehmen dann vielleicht etwas langsamer ab. Hauptsache, Sie stressen sich nicht. Auf das Essen kommt es an. Und das stimmt! Wer den Diät-Überblick studiert hat, wird das eine oder andere wiedererkennen. Warum nicht mal ausprobieren, ob Fatburner oder mehr Eiweiß bei mir etwas bewegt? Ob ich eher der Früchtetyp bin oder bei Kohlenhydraten pur am besten abspecke? Zumindest kann sich mein Körper, clever wie er ist, nicht so ganz auf ein Diätmuster einstellen. Denn er hält ja jede Speckzelle eisern fest – für schlechte Zeiten. Tricksen Sie ihn aus. Nach den sechs Wochen wissen Sie mehr über sich und ihn. Ob Sie ein Kohlenhydrat- oder Eiweißabnehmer sind, ob Spaß bei Ihnen mehr zieht als Sport, ob Meditation Ihnen besser bekommt oder Verwöhnung.

Steckbrief

Die neue Aldidente-Diät

Die Diät beruht auf sämtlichen Erkenntnissen der Ernährungs- und Diätforschung. Und auf der Aldi-Produktpalette. Getreu dem Motto »schlicht & einfach« bietet die 6-Wochen-Diät 42 Tage lang Koch- und Esspläne für zwei Personen. Für jede Woche gibt es ein Motto bzw. einen Schwerpunkt, der das Abnehmen zu dem Zeitpunkt der schwierigen Phasen, wenn die Waage sich nicht rührt, erleichtert. Übrigens: Zusammen bringt's mehr Spaß!

Kernpunkt sind natürlich die Rezepte. Am Anfang jeder Woche gibt's eine Einkaufsliste für die ganze Woche. Es werden sieben warme Mahlzeiten, sieben kalte Mahlzeiten und sieben Frühstücksvarianten vorgeschlagen, die sich aus dem Großeinkauf speisen. Als Maß dienen Aldipackungen und der bewährte 200-g-Sahnebecher (ohne Sahne natürlich). So kann z. B. die große Aldi-Hähnchenpfanne locker auf zwei Mahlzeiten aufgeteilt werden. Eine Packung Reis wird auf einmal gekocht, dann halbiert und beim zweiten Essen mitverwertet.

Zwischendrin essen gilt nicht – abgesehen von rohem Obst (außer Bananen und Trauben) und Gemüse.

Getrunken wird Wasser, Kaffee und Tee – höchstens mit fettarmer Milch und Süßstoff. Das allerdings auch zwischendurch – bis zu drei Liter am Tag.

Ebenfalls am Anfang der Woche gibt's den Activity-Plan. Jeder kann so für sich herausfinden, was er am liebsten macht und was ihm gut tut. Der Clou: Sie können alles mit kleinem Geldbeutel zu Hause machen. Sie brauchen weder Fitness-Studio noch Kosmetiksalon. Ausnahme: Zum Schwimmen reicht die Badewanne in der Regel nicht!

Pluspunkte:

- Sichere, kontinuierliche Gewichtsabnahme.
- Gesunde Ernährung nach den neuesten Erkenntnissen.
- Wenig organisatorischer Aufwand durch einen wöchentlichen Gesamteinkauf bei Aldi.
- Viel Spaß durch Kochen und Essen.
- Wenig Kosten durch Aldi.
- Für Berufstätige ideal – einmal pro Woche einkaufen, eine warme Mahlzeit am Tag ...

Minuspunkte:
- Nicht elitär, nicht exklusiv, nicht außergewöhnlich, nicht pseudowissenschaftlich, nicht ausgeflippt – bloß ganz normal!

Nett für:
- Alle, die ein paar Kilos abnehmen wollen, gerne essen und überflüssigen Schnickschnack ablehnen.

Fazit

Für den typischen Aldikäufer, der ein paar Kilos abnehmen möchte: die kinderreiche Mutter, den Schichtarbeiter, die Verkäuferin im Diskoalter, gestresste Studenten, Lehrer, die kosten- und linienbewusste Lady, den kreativen Single mit Küchenzeile, die handfeste Landfrau, den Handwerker in den besten Jahren, den fleißigen Sachbearbeiter, die engagierte Abteilungsleiterin und Teenies mit Kosten- und Ernährungsbewusstsein. Eigentlich für alle, die ein paar Kilos zu viel haben.

Bechermaße

Maß = 200-g-(Sahne-)Becher

Wir messen die meisten Zutaten in leeren Sahnebechern ab: für alle, die keine Waage haben oder einfach eilig sind. Wer's genau wissen will: Hier die Gramm-Angaben der wichtigsten Lebensmittel.

Ein 200-g-Becher ...	... entspricht ml/g
Wasser	200 ml
Zucker	190 g
Mehl	120 g
Reis	160 g
Nudeln (Spiralen)	80 g
Haferflocken	80 g
Früchtemüsli	110 g
geriebener Emmentaler	85 g
Trockenpflaumen	150 g / 17 Stück
Sultaninen	140 g
Kartoffelpüree	85 g

Was darf ich trinken?

Trinken ist sehr wichtig – gerade wenn man abnimmt. Denn dann tut sich eine Menge im Körper: Fettzellen werden zur Energiegewinnung abgebaut, und dadurch werden Substanzen frei, die ausgeschieden werden. Wer viel trinkt, unterstützt diese Ausscheidung. Zwei Liter am Tag sind gut – wenn es etwas mehr ist, umso besser.

Fangen wir mit der positiven Botschaft an: Kaffee und Tee dürfen Sie nach Lust und Laune schlürfen. Lieber nicht den zuckerkonzentrierten Instanttee, sondern frisch aufgebrühten aus dem Beutel. Lieber mit Süßstoff süßen, und in den Kaffee nur fettarme Milch mit 1,5 % Fett geben. Denn mit zuckerreichen Getränken kann man sich trotz fettarmer Nahrung dick trinken – die Amerikaner machen uns das vor. Entsprechend bitte auch Säfte, Limos und Isodrinks, Milchmixe oder Molke vom Speisezettel streichen – es sei denn, sie sind im Wochenplan enthalten.

Alkoholische Getränke sind leider ebenso tabu. Allenfalls am Wochenende ein Gläschen trockenen Champagner oder dünne Weißweinschorle, wenn Sie Gäste haben. Denn die trinken dann die Flasche leer, und die Versuchung ist aus dem Haus.

Wichtig ist Wasser. Nein, Sie müssen jetzt nicht die Mini-Mineralwasserflaschen von Aldi heranschleppen und die leeren Glasflaschen dann wieder zum Container. Sicher haben Sie schon längst den Sprudler aus dem Non-Food-Angebot des Superdiscounters. Oder Sie trinken gleich Leitungswasser, das ist gesünder und schützt vor Übersäuerung und Sodbrennen. Zitronen- und Limettensaft oder -scheiben sind unbegrenzt erlaubt. Ein Ayurveda-Trick: Wasser kochen, in eine Thermoskanne füllen und heiß trinken – das schmeckt erstaunlich gut. Kenner kochen ein Stückchen Ingwer mit – das würzt und pflegt den Magen.

Das sollten Sie im Hause haben

Unsere Einkaufslisten für den Anfang jeder Diätwoche beziehen sich in erster Linie auf frische Lebensmittel. Doch es gibt einige Grundlebensmittel, die Sie in jedem Fall im Haus haben sollten und die wahrscheinlich nicht aufgebraucht werden während der Diät. Einige, die unterstrichen sind, gibt es vielleicht nicht immer bei Aldi – der Supermarkt um die Ecke will schließlich auch leben!

Und noch etwas: Citrovin, der Zitronensaft-Ersatz, ist eigentlich kein echter Ersatz. Legen Sie sich lieber einige Zitronen in den Kühlschrank – deren Saft, frisch ausgepresst, schmeckt viel besser.

1 Flasche Sonnenblumenöl
1 Flasche Olivenöl
1 Stück Butter
1 Flasche Branntweinessig
1 Flasche leichte Salatcreme
1 Pckg. Salz
1 Pckg. Zucker
1 Pckg. Vanillinzucker
1 Glas Honig
1 Pckg. Weizenmehl 405
1 Pckg. blütenzarte Haferflocken
1 Pckg. Corn Flakes
1 Pckg. Vollkorn Früchtemüsli
1 Pckg. Walnusskerne
1 Pckg. Speisestärke
1 Glas Senf
1 Tube Tomatenmark
1 Dose Paprikapulver
1 Dose Pfeffer
1 Glas gekörnte Brühe
1 Pckg. Gemüsebrühwürfel
Getrocknete Kräuter:
    Gartenkräuter, Schnittlauch, Dill, aber auch
    Rosmarin, Thymian, Basilikum
Tiefkühl-Petersilie
Basilikum in Öl (als Ersatz für frisches Basilikum)
Curry, geriebene Muskatnuss, Zimt, Chilipulver
1 Knoblauchknolle
1 Netz Zwiebeln
1 Netz Zitronen oder Citrovin
Kaffee
Tee
1 l H-Milch 1,5 %

Und die Snacks?

Ein kleiner Nachtisch ist erlaubt – wenn er fettfrei ist. Obst wäre ideal, da tun Sie auch noch etwas für Ihre Gesundheit. Wenn Ihr süßer Zahn Sie aber arg plagt, hier die Liste der fettfreien Naschereien:

Gummibärchen
Saure Fischchen oder andere Gelees
Lakritze
Maoam
Pfefferminzbonbons
Harte Fruchtbonbons
Hustenbonbons
Kaugummis
Trockenobst ohne Schokolade
Russisch Brot

Und statt Chips bitte höchstens Salzstangen oder Grissini – sonst nichts!

Gibt's nicht, find' ich nicht, mag ich nicht!

Vielleicht gibt es gerade ein bestimmtes Lebensmittel nicht – oder Sie können es partout nicht ausstehen. Hier ein paar Alternativen:

Auberginen – Champignons
Blumenkohl – Brokkoli oder Tiefkühl-Misch-
  gemüse mit Blumenkohl
Brokkoli – Tiefkühl-Mischgemüse mit Brokkoli
Feldsalat – Eisbergsalat oder Lollo
Grüne Bohnen – Tiefkühlbohnen oder Paprikamix
Zucchini – Salatgurke (Kerne entfernen, Garzeit
  kürzen)
Lauch – Zwiebeln oder Frühlingszwiebeln
Pfifferlinge – Champignons
Rosenkohl – Tiefkühl-Mischgemüse
Weißkohl – Sauerkraut
Melone – Kiwi oder Orange oder Ananas
Orange – Melone oder Beeren oder Aprikose oder
  Tiefkühl-Tropenfruchtcocktail
Pflaumen – Trockenpflaumen einweichen
Trauben – Pfirsich, Nektarine, Ananas
Erdbeeren – Tiefkühl-Beeren oder Zitrusfrüchte
Zitrone – Citrovin
Hecht – Seelachs oder Scholle

Fertig zum Startschuss

Jetzt kann es losgehen. Es folgen sechs Diätwochen, jede in einem Kapitel. Zu Beginn werden die Woche mit ihrem Motto und Schwerpunkt vorgestellt, Aktivitäten vorgeschlagen und die Einkaufsliste geliefert. (Sie findet sich zusätzlich und herausnehmbar im Anhang). Dann folgen die Rezepte. Bitte die Gerichte in der richtigen Reihenfolge kochen. Die frischen, leicht verderblichen Lebensmittel müssen nämlich zuerst verbraten werden, sonst gehen sie kaputt. Ohne die neue Aldi-Tiefkühlabteilung wäre die 6-Wochen-Diät im übrigen gar nicht möglich. Das bedeutet für Sie, dass Sie mindestens ein geräumiges Drei-Sterne-Gefrierfach in Ihrem Kühlschrank haben müssen. Und dass es leer ist! Also: Erst mal ausmisten und verschenken, wegschmeißen oder aufessen – und dann in die Diät starten.

Die Einkaufslisten finden Sie noch einmal extra auf den Kärtchen zum Heraustrennen im Anhang. Ihre Extraportionen Obst und Knabbergemüse dürfen Sie noch zusätzlich kaufen. Meiden Sie Lebensmittelläden und kaufen Sie nur nach Liste ein! Immer schön diszipliniert nach Plan vorgehen – dann klappt's bestimmt!

Die 1. Woche: Grüner Start mit Gemüse

Na – hoch motiviert und dick bepackt mit dem Aldi-Wocheneinkauf? Alles verstaut? Daran gedacht, noch etwas Lieblingsobst zum Naschen mitzunehmen? Und vielleicht Basilikum vom Türken um die Ecke? Dann kann es ja losgehen. Lesen Sie sich doch einmal durch, was Ihnen in der Woche so auf der Zunge zergeht. Wenn Sie etwas absolut nicht mögen, finden Sie ja vielleicht einen Ersatz in unserer Austauschtabelle. Aber Vorsicht – Sie werden dann eventuell Reste übrig behalten.

In dieser Woche steht viel Gemüse im Mittelpunkt. Schließlich werden Sie weniger Energie zu sich nehmen als vorher. Und trotzdem sollen Sie keinen Hunger leiden. Gemüse hat jede Menge Ballaststoffe und füllt den Magen, ohne viele Kalorien zu liefern. Das ruft einen »Ich-bin-satt-Reiz« hervor. Glücklicherweise bleibt der auch ein bisschen länger erhalten – denn das Verdauungssystem braucht einige Zeit, um die Zellen der Ballaststoffe zu knacken. Bei Zucker oder Tütensuppen ist das anders: Die gehen fast direkt ins Blut. Deshalb muten wir Ihnen auch das rheinische Vollkornbrot zu. Das bringt nicht nur sättigenden Ballast, sondern jede Menge nervenstärkende B-Vitamine. Zum Ausgleich dürfen Sie Toast futtern – möglichst auch Vollkorn, wenn Ihr Aldi das hergibt.

Zugegeben: Die kalten Mahlzeiten sind nicht immer kalt. Das hat seinen Grund: Sich nur an Rohkost satt zu essen ist schlicht nicht möglich. Und die klassische Butterbrotmahlzeit hat jede Menge Fett – damit nehmen Sie nicht ab.

Was tut sich auf sportlichem Gebiet? Brennen Sie darauf, ein neues Leben zu beginnen? Dann fangen Sie im Alltag an. Ab heute wird jede Treppe gelaufen, der Garten auf Vordermann gebracht oder Hausputz gemacht. Das allein reicht natürlich nicht. Überlegen Sie, ob Sie einen täglichen Weg sportlicher gestalten können: Mit dem Rad oder zu Fuß lassen sich ja vielleicht Teilstrecken zu Ihrem Arbeitsplatz körperlich aktiv bewältigen. Das bringt mehr als einmal in der Woche turnen, ist billiger und kostet wenig Zeit – vielleicht spart es sogar welche; das Fahrrad ist bei Entfernungen bis 5 km schließlich konkurrenzlos schnell.

Darüber hinaus sollten Sie morgens oder abends eine kleine Gymnastik-Viertelstunde einlegen – am besten für den Bauch. Denn der schrumpft jetzt. Dabei geht es nicht darum, möglichst schnell zu turnen. Je langsamer und intensiver die Muskeln ange- und entspannt werden, desto wirkungsvoller. Die beste Turn-Unterlage ist Teppichboden, Isomatte, Decke oder dickes Handtuch. Im Bett dagegen ist es zu weich.

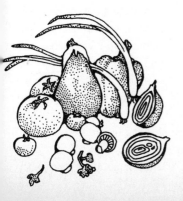

Gymnastik für die Fitness

1. Übung: Sie liegen auf dem Rücken, Beine ausgestreckt, Hände hinterm Nacken. Heben Sie den Kopf samt Händen, halten Sie ihn zehn Sekunden senkrecht und gleiten Sie langsam wieder in die liegende Grundstellung zurück. Wiederholen Sie diese Übung zehnmal.
2. Setzen Sie sich auf, stützen Sie die Arme hinter sich ab und fahren Sie mit den Beinen halb in der Luft Fahrrad – etwa eine Minute und schön langsam.
3. Wieder zurück in die Rückenlage. Rechte Hand und linkes Knie treffen sich über dem Bauch und drücken so fest gegeneinander wie möglich. Dann dieselbe Übung mit der linken Hand und dem rechten Knie. Die Übung achtmal wiederholen.
4. Hände hinter den Kopf, flache Rückenlage. Das gestreckte rechte Bein über den Boden so weit wie möglich nach außen schieben. Das gestreckte linke Bein nachziehen. Beide Beine geschlossen flach über dem Boden schwebend langsam in die Mitte zurückführen, langsam senken und entspannen. Mit dem linken Bein die Übung ebenfalls durchführen. Fünfmal wiederholen.

Tipp: Turnen Sie nicht bis zur Schmerzgrenze. Wenn es am nächsten Tag ein klein bisschen zwickt, reicht das. Denn wenn Sie erst einen richtigen Muskelkater haben, können Sie nicht mehr turnen, bis sich der Muskel erholt hat.

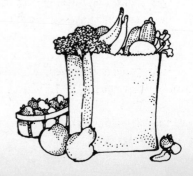

Die Einkaufsliste für die 1. Woche

Frisches Obst/Gemüse

1 kg Zucchini
1 kg Zwiebeln
1–2 kg Tomaten (nach Vorliebe)
1 kg Möhren
500 g grüne Bohnen (ersatzweise 1 Pckg. Paprika-Mix gelb-rot-grün oder Tiefkühlbohnen)
1 Blumenkohl
2 x Paprika-Mix (je 1 rote, grüne, gelbe)
1,5 kg Bio-Kartoffeln
500 g Brokkoli
1 Knoblauchknolle
1 kleiner Kopf Eisbergsalat
1 Pckg. Blattsalat-Rohkost-Mix
1 Salatgurke
1 kg Bananen (2 werden benötigt, der Rest darf zwischendurch gegessen werden)

Kühltheke

1 Pckg. geriebener Emmentaler
500 g Naturjoghurt (1,5 % Fett)
1 Pckg. Feta
1 Pckg. Cremerie Meerrettichfrischkäse
1 Pckg. Mozzarella
1 Pckg. körniger Frischkäse
250 g Sahnequark (40 % Fett)
1 Pckg. Voll-fit-Lemondrink
1 Pckg. Delikatess-Putenbrustaufschnitt mit Kräutern
1 Pckg. geräucherte Forellenfilets

Tiefkühl-Produkte

1 Pckg. Gyros
1 Pckg. Hühnerbrustfilets
1 Pckg. neuseeländische Lammsteaks
1 Pckg. Pfannengemüse »Mexikanische Art«
1 Pckg. King Prawns (Garnelen)
1 Pckg. tropischer Obstsalat

Haltbare Produkte

1 Dose Kidney-Bohnen
2 Dosen Mais
1 Becher Schmand (24 % Fett)
10 Eier
1 l fettarme H-Milch (1,5 % Fett) (500 ml für die Rezepte)
1 Pckg. Kochbeutelreis

Brot und Gebäck

2 Pckg. Baguette-Brötchen (4-er Pack)

1 Pckg. Roggenvollkornbrot
1 Pckg. Vollkorntoastbrot (davon brauchen Sie
  10 Scheiben, die restl. 10 bitte einfrieren)

Aus dem Vorrat
250 g Mehl
Salz
Pfeffer
40 g Butter
4 EL Olivenöl
etwa 16 EL Sonnenblumenöl
9 EL Branntweinessig
1 TL Tomatenmark
etwa 10 TL klare Brühe
2 TL Senf
30 g Walnüsse
3 Pckg. Vanillinzucker
150 g Haferflocken
6 Zwiebeln
ca. 6 EL Schnittlauch

Sonstiges/Gewürze
1 Bund Basilikum

Was ich noch zusätzlich mag
Obst, Knabbergemüse, freigegebener
Naschkram, bestimmte Gewürze ...

Der Speiseplan für die 1. Woche

1. Tag:

Frühstück	Obstsalat mit Vanillequark
warm	Gefüllte Zucchini im Tomatenbett mit Reis
kalt	Gebratene Zucchinisticks mit Tomaten-Basilikum-Dip

2. Tag:

Frühstück	Mozzarella-Toast
warm	Basilikum-Möhren mit Hähnchenbrustfilet und Reis
kalt	Tomaten-Paprika-Salat mit Feta

3. Tag:

Frühstück	Putenbrustschnitten und Meerrettichfrischkäse-Toasts
warm	Bohnen-Gyros-Pfanne mit Brötchen
kalt	Möhren-Salat mit Mais und Feta

4. Tag:

Frühstück	Paprikafrischkäse mit Brot
warm	Blumenkohl unter der Paprikakruste mit Pellkartoffeln
kalt	Eisbergsalat mit Hühnerbrustfilet und Kidney-Bohnen

Die Rezepte für die 1. Woche
(jeweils für 2 Personen)

5. Tag:

Frühstück	Knuspriges Haferfrühstück
warm	Bunter Gemüsetopf mit Lammfleisch (für 2 Tage)
kalt	Salat-Mix mit Forellenfilet und Meerrettichdressing

6. Tag:

Frühstück	Rühreischnitten
warm	(siehe oben)
kalt	Kartoffelsuppe

7. Tag:

Frühstück	Limonenpfannkuchen mit tropischem Obstsalat
warm	Mexikanische Gemüsepfanne mit Riesengarnelen und Knusper-kartoffeln
kalt	Mexican Wraps

Frühstück (1.–7. Tag)

1. Obstsalat mit Vanillequark

400 g tropischer Obstsalat (Tiefkühl)
1 Pckg. Sahnequark, 40 % Fett (250 g)
50 ml H-Milch, 1,5 % Fett
1 Pckg. Vanillinzucker
3/4 Becher feine Haferflocken (50 g)

1. Obstsalat über Nacht auftauen lassen. Quark und Milch glatt rühren. Mit Vanillinzucker süßen. Mit dem Obst mischen. Mit gerösteten Haferflocken bestreut servieren.
2. Haferflocken in einer Pfanne ohne Fett rösten, bis sie anfangen zu duften. Sofort herausnehmen. Etwas abkühlen lassen und über den Fruchtquark streuen.

2. Mozzarella-Toast

1 Pckg. Mozzarella (125 g)
2 Tomaten
4 Scheiben Vollkorn-Toastbrot
Salz, Pfeffer
1 TL Küchenkräuter Schnittlauch
2 TL Olivenöl

Mozzarella abtropfen lassen und in feine Scheiben schneiden. Tomaten waschen, Stielansatz entfernen und in Scheiben schneiden. Toastbrot im Toaster rösten. Tomaten- und Mozzarella-Scheiben auf die Toastbrotscheiben legen. Mit Salz und Pfeffer würzen. Mit Schnittlauch bestreuen und mit Olivenöl beträufeln.

3. Putenbrustschnitten und Meerrettichfrischkäse-Toasts

2 Scheiben Vollkorn-Toastbrot
2 EL Cremerie Meerrettich-Frischkäse (40 g)
2 Scheiben Roggenvollkornbrot (ca. 100 g)
2 TL Butter (10 g)
1 Pckg. Delikatess-Putenbrustaufschnitt mit Kräutern (5 Scheiben)
1/2 Salatgurke

Toastbrot im Toaster rösten. Mit Meerrettich-Frischkäse bestreichen. Roggenvollkornbrot mit Butter bestreichen und mit Putenbrustaufschnitt belegen. Salatgurke waschen und in Scheiben schneiden. Das Brot damit umlegen.

4. Paprikafrischkäse mit Brot

1 EL Cremerie Meerrettichfrischkäse (20 g)
1 Pckg. körniger Frischkäse (200 g)
je 1/2 rote und grüne Paprikaschote
Salz, Pfeffer
2 Scheiben Vollkorntoastbrot
2 Scheiben Roggenvollkornbrot

Meerrettichfrischkäse und körnigen Frischkäse verrühren. Paprikaschoten putzen, waschen und in sehr feine Würfel schneiden.
Paprikawürfel unter den Käse mischen. Mit
Salz und Pfeffer abschmecken. Toastbrot rösten. Paprikafrischkäse zum Toastbrot und
zum Roggenvollkornbrot servieren.

5. Knuspriges Haferfrühstück

1 1/2 Becher Haferflocken (100 g)
2 Päckchen Vanillinzucker
2 EL Walnüsse (30 g)
350 g Joghurt, 1,5 % Fett
2 Fläschchen Voll-fit-Lemondrink
2 Bananen

1. Haferflocken in einer Pfanne rösten, bis sie
anfangen zu duften. Sofort herausnehmen. Vanillinzucker und gehackte Nüsse in die heiße
Pfanne geben und beides karamellisieren.
Ebenfalls sofort aus der Pfanne nehmen.
2. Joghurt und Lemondrink verrühren. Bananen schälen und in Scheiben schneiden. Bananen mit Haferflocken in Schalen geben. Mit
Joghurt-Mix überziehen. Walnüsse darüber
streuen.

6. Rühreischnitten

2 Eier
100 ml H-Milch, 1,5 % Fett
Salz, Pfeffer
1 EL getr. Schnittlauchröllchen
2 TL Butter
2 Tomaten
2 Scheiben Roggenvollkornbrot
1 TL Butter
1/2 Schlangengurke

Die Eier mit Milch verquirlen. Mit Salz, Pfeffer und Schnittlauch würzen. Butter in einer
beschichteten Pfanne erhitzen. Eier hineingeben und unter Rühren stocken lassen. Tomaten waschen und den Stielansatz herausschneiden. Tomaten in Scheiben schneiden. Die
Brote mit Butter bestreichen, mit Tomaten belegen. Rührei darauf geben. Gurke in Scheiben
schneiden und dazu servieren.

7. Limonenpfannkuchen mit tropischem Obstsalat

125 g Mehl
1 Prise Salz
2 Eier
2 Fläschchen Voll-fit-Lemondrink
4 TL Sonnenblumenöl
350 g tropischer Obstsalat (Tiefkühl)

Mehl und Salz mischen. Eier und Lemondrink verquirlen und unter ständigem Rühren zum Mehl geben, bis ein glatter Teig entsteht. Teig kurz ruhen lassen. Backofen auf 100° vorheizen.
In einer beschichteten Pfanne je 1 TL Öl erhitzen. 1 Suppenkelle Teig hinein geben und den Teig dünn in der Pfanne verteilen. 2–3 Min. backen. Pfannkuchen wenden und die andere Seite ebenfalls 2–3 Min. backen. Pfannkuchen warm stellen. Pfannkuchen mit Obstsalat füllen und zuklappen.

Warme Mahlzeiten (1.–7. Tag)

1. Gefüllte Zucchini im Tomatenbett mit Reis

2 mittelgroße Zucchini (etwa 500 g)
1 Zwiebel
1/2 Pckg. Gyros
6 mittelgroße Tomaten
1 TL Sonnenblumenöl
1/4 Becher geriebener Emmentaler
1 Pckg. Kochbeutelreis

Zucchini putzen und waschen. Zucchini längs halbieren. Mit einem Teelöffel das Fruchtfleisch herauskratzen und klein schneiden. Die Zwiebel abziehen und würfeln.
1. Gyros in einer beschichteten Pfanne ohne Fett scharf anbraten. Zwiebel und Zucchinifleisch zugeben und bei mittlerer Hitze mitschmoren.
2. Backofen auf 200° vorheizen. Eine Auflaufform mit Öl einpinseln. Tomaten waschen, die Stielansätze herausschneiden. Das Fruchtfleisch würfeln und in die Auflaufform geben. Salzen und pfeffern. Zucchinihälften hineinsetzen und mit der Fleisch-Gemüse-Mischung

füllen. Mit Käse bestreuen. Im Backofen etwa 20 Min. garen. Das Zucchinifleisch soll noch zarten Biss haben.

3. Inzwischen 4 Beutel Reis in kochendes Salzwasser geben und in 20 Min. gar ziehen lassen. Zwei Beutel Reis öffnen und zusammen mit den Zucchini-Hälften servieren. Restl. Reis aus den Kochbeuteln entnehmen und für den nächsten Tag kühl stellen.

Tipp: Ganz Eilige können die frischen Tomaten durch 1 Dose geschälte Tomaten (400 g) ersetzen. Die frischen Tomaten, die dann übrig bleiben, können Sie zwischendurch oder zum Abendbrot essen.

2. Basilikum-Möhren mit Hühnerbrustfilet und Reis

2 Hühnerbrustfilets
  (etwa 250 g)
1 Pckg. Möhren (500 g)
1 Zwiebel
2 EL Sonnenblumenöl
1 Becher klare Brühe
1 Bund Basilikum
2 Beutel gegarter Reis vom Vortag
1 Dose Mais

1. Hühnerbrustfilets leicht antauen lassen.
2. Inzwischen Möhren waschen, schälen und in Scheiben schneiden. Die Zwiebel abziehen und würfeln.
3. Die Zwiebel in heißem Öl andünsten. Möhren zugeben und mitdünsten. Ca. 1 Becher klare Brühe angießen.
4. Hühnerbrustfilets in Würfel schneiden. Ohne Fett in einer beschichteten Pfanne goldbraun braten.
5. Basilikumblätter abzupfen, abbrausen, trockenschütteln und in feine Streifen schneiden. Basilikum, Mais und Fleisch mit den Möhren vermischen. Heiß werden lassen.
Reis entweder in der Mikrowelle warm machen oder in 1 Becher klarer Brühe erhitzen. Zusammen mit dem Basilikum-Möhren-Gemüse servieren.

3. Bohnen-Gyros-Pfanne mit Baguette-Brötchen

500 g grüne Bohnen (Stangenbohnen, Brechboh-
   nen oder Prinzessbohnen, je nach Angebot)
1/2 Pckg. Gyros-Pfanne (250 g)
2 TL Sonnenblumenöl
1/2 Pckg. Baguette-Brötchen (4-er Pckg.)

1. Bohnen waschen und putzen, evtl. Fäden
abziehen. Bohnen in kochendes Wasser geben
und 15–20 Min. kochen.
2. Inzwischen Gyros-Fleisch der Packung entnehmen und im heißen Öl rundum scharf anbraten. Wenn der Bratensatz richtig dunkel ist,
mit etwas Wasser ablöschen und 10 Min. wei-
terschmoren. Backofen vorheizen und das Baguette nach Packungsanleitung aufbacken.
3. Bohnen abgießen, Kochflüssigkeit auffangen. Bohnen mit dem Gyros vermischen. Evtl.
noch etwas Kochwasser zugeben. Das Gyros
ist so würzig, dass normalerweise noch nicht
einmal gesalzen oder gepfeffert werden muss.
4. Bohnen-Gyros-Pfanne mit Baguette servieren.

4. Blumenkohl unter der Paprikakruste mit Pellkartoffeln

1 mittelgroßer Blumenkohl
Salz
1 TL Sonnenblumenöl
1 rote Paprikaschote
1 gelbe Paprikaschote
1 EL Sonnenblumenöl
1 Becher klare Brühe
1 gehäufter TL Tomatenmark
2 EL getr. Schnittlauch
Pfeffer
1/2 Becher geriebener Emmentaler (50 g)
5 mittelgroße Kartoffeln

1. Blumenkohl putzen und als Ganzes gründlich waschen. In Salzwasser in etwa 20 Min.
bissfest garen. Eine flache runde Auflaufform
mit Sonnenblumenöl einpinseln.
2. Inzwischen Paprikaschoten putzen, waschen und in grobe Stücke schneiden. Kartoffeln gründlich waschen. Mit Schale in Salzwasser in 15–20 Min. gar kochen.
3. Gleichzeitig Paprika in Sonnenblumenöl
andünsten und mit einem Becher Fleischbrühe
angießen. Bei mittlerer Hitze in 15 Min. gar

köcheln lassen. Mit dem Stabmixer pürieren. Tomatenmark unterrühren. Mit Salz, Pfeffer und Schnittlauch herzhaft abschmecken.
4. Backofen auf 200° vorheizen. Blumenkohl mit einer Schaumkelle aus der Kochflüssigkeit heben, abtropfen lassen und in die Form setzen. Paprikasauce darüber gießen. Mit Käse bestreuen. Im Backofen goldbraun überbacken. Kartoffeln abgießen, pellen und zum Blumenkohl servieren.

5. + 6. Bunter Gemüsetopf mit Lammfleisch (für 2 Tage)

1 Pckg. Lammsteaks
1 Zwiebel
1 Pckg. Brokkoli (500 g)
2–3 Möhren (300 g)
300 g Kartoffeln
3 EL Sonnenblumenöl
4 Becher Wasser
3 TL klare Brühe
1 Dose Kidney-Bohnen
Salz, Pfeffer

1. Lammsteaks auftauen lassen.
2. Zwiebel abziehen und würfeln. Brokkoli putzen, in Röschen zerteilen und waschen. Möhren und Kartoffeln schälen. Möhren in Scheiben, Kartoffeln in Würfel schneiden.
3. Die Marinade, in der die Lammsteaks liegen, in einen großen Topf geben. Lammsteaks würfeln. Fleisch scharf anbraten (es köchelt erst in der Marinade und beginnt dann zu braten), herausnehmen.
4. Öl in den Bratfond geben. Gemüse und Kartoffeln im heißen Fett kurz andünsten. Wasser und klare Brühe zufügen. Aufkochen und 15–20 Min. bei mittlerer Hitze garen.
5. Kidney-Bohnen herausnehmen und in einem Sieb mit Wasser abbrausen. Zusammen mit dem Fleisch im Gemüsetopf heiß werden lassen. Mit Salz und Pfeffer abschmecken.

7. Mexikanische Gemüsepfanne mit Riesengarnelen und Knusperkartoffeln

400 g Kartoffeln
1 TL Sonnenblumenöl
Salz, Pfeffer
500 g Pfannengemüse »Mexikanische Art«
1 Beutel Riesengarnelenschwänze (Tiefkühl, 250 g)
1 TL Sonnenblumenöl

1. Garnelenschwänze bei Zimmertemperatur auftauen lassen. Abtropfwasser abgießen.
2. Backofen auf 220° (Umluft 200°) vorheizen. Kartoffeln schälen, waschen und in 2–3 mm dicke Scheiben schneiden. Die Hälfte eines Backblechs mit Öl einpinseln. Kartoffelscheiben nebeneinander auf dem Blech verteilen (bitte nicht überlappend, sonst werden sie nicht knusprig). Mit Salz und Pfeffer würzen. Im Backofen in ca. 15 Min. goldbraun und knusprig backen.
3. Inzwischen das Gemüse entnehmen und unaufgetaut in eine beschichtete Pfanne geben. Bei starker Hitze auftauen. Danach bei mittlerer Hitze ca. 4–6 Min. dünsten, dabei öfter umrühren. Wasser muss nicht zugegeben werden.
4. Gleichzeitig in einer zweiten Pfanne Garnelenschwänze in erhitztem Öl von jeder Seite 1 Min. braten. Gemüse und Garnelenschwänze mischen und mit den Knusperkartoffeln servieren.

Kalte / kleine Mahlzeiten
(1.–7. Tag)

1. Gebratene Zucchinisticks mit Tomaten-Basilikum-Dip

2–3 Zucchini (500 g)
1 EL Sonnenblumenöl
Salz, Pfeffer
1 Tomate
1/4 Bund Basilikum (ersatzweise getrockneter
  Schnittlauch)
1/2 Becher Schmand (100 g), 24 % Fett
2/3 Becher Joghurt, 1,5 % Fett (150 g)
oder 150 g Joghurt, 3,5 % Fett (1 kleiner Becher)
1/2 Pckg. Baguette-Brötchen (4-er Pckg.)

1. Backofen auf 200° vorheizen. Zucchini putzen und waschen. Zucchini quer halbieren und anschließend längs in Stifte schneiden. Zucchini in einer Schüssel mit dem Öl beträufeln. Mit Löffeln gründlich mischen, so dass die Zucchini von allen Seiten mit Öl benetzt sind.
2. Zucchini so auf einem Backblech verteilen, dass sie einzeln nebeneinander liegen. Salzen und pfeffern. Im Ofen ca. 5 Min. garen, wenden und weitere 5 Min. fertig garen.
3. Inzwischen die Tomate waschen, halbieren und entkernen. Das Fruchtfleisch fein würfeln.
4. Basilikumblätter abzupfen, abbrausen, trockentupfen. Die Blätter fein hacken.
5. Schmand und Joghurt glatt rühren. Mit Salz und Pfeffer würzen. Tomatenwürfel unterziehen. Mit den Zucchinisticks servieren. Dazu gibt's Baguette-Brötchen. Schmeckt auch kalt.

Die 1. Woche

2. Tomaten-Paprika-Salat mit Feta

4 Tomaten
1 grüne Paprikaschote
1 Knoblauchzehe
1/2 Pckg. Feta, 45 % Fett i. Tr. (100 g)
3 EL Branntweinessig
Salz, Pfeffer
1–2 EL getrockneter Schnittlauch
1 1/2 EL Sonnenblumenöl

1. Die Tomaten waschen und die Stielansätze herausschneiden. Tomaten achteln. Paprika halbieren. Kerne und Trennwände herausschneiden und das Fruchtfleisch waschen. Paprika vierteln und quer in Streifen schneiden.
2. Knoblauch abziehen, hacken und mit Salz bestreuen. Mit einer Messerklinge zu Mus zerreiben. Feta würfeln.
3. Essig, Salz, Pfeffer und Schnittlauch verrühren. Sonnenblumenöl unterheben.
4. Salatsauce, Gemüse, Knoblauch und Feta mischen und kurz durchziehen lassen.

3. Möhren-Fritata mit Mais und Feta

2 Möhren (150 g)
1 TL Sonnenblumenöl
1/2 Dose Mais
Salz, Pfeffer
1 EL getrockneter Schnittlauch
2 Eier
100 ml H-Milch, 1,5 % Fett
1/2 Pckg. Feta
1 Scheibe Roggenvollkornbrot
2 Scheiben Vollkorntoastbrot

1. Möhren putzen, schälen und auf dem Gemüsehobel in feine Scheiben hobeln. Öl erhitzen und die Möhren darin andünsten. Etwa 10 Min. garen. Mais abtropfen lassen und im Möhrengemüse erhitzen. Mit Salz, Pfeffer und Schnittlauch würzen.
2. Eier verquirlen, Milch unterrühren. Feta würfeln und in die Eiermischung geben. Mit Pfeffer würzen, nur leicht salzen. Eiermasse über das Gemüse gießen und bei mittlerer Hitze stocken lassen. Mit Roggenvollkornbrot und geröstetem Toastbrot servieren. Schmeckt auch kalt.

4. Eisbergsalat mit gebratenem Hühnerbrustfilet

1 Hühnerbrustfilet (ca. 125 g)
1 kleiner Kopf Eisbergsalat
2 Tomaten (100 g)
1/2 Dose Kidney-Bohnen
3 EL Essig
2 TL Tomatenmark
1 TL Senf
2 EL getrockneter Schnittlauch
Salz, Pfeffer
2 EL Öl

1. Hühnerbrustfilet leicht antauen lassen und in Würfel schneiden. Fleisch in einer beschichteten Pfanne ohne Fett scharf anbraten. Bei mittlerer Hitze noch einige Minuten weiter braten.
2. Eisbergsalat halbieren, den Strunk entfernen. Salat in mundgerechte Stücke schneiden, waschen und abtropfen lassen. Tomaten waschen, den Stielansatz herausschneiden. Das Fruchtfleisch würfeln. Kidney-Bohnen abspülen und abtropfen lassen.
3. Essig, Tomatenmark, Senf, Salz, Pfeffer und Schnittlauch miteinander verrühren. Das Öl

unterschlagen. Evtl. etwas Wasser zugeben. Alle Salatzutaten mit dem Dressing mischen und einige Minuten durchziehen lassen.

5. Salat-Mix mit Forellenfilet und Meerrettichdressing

1 Pckg. Blattsalat-Rohkost-Mix (200 g)
1 kleine Zwiebel
3 EL Branntweinessig
Salz, Pfeffer
1 TL Senf
1 EL Sonnenblumenöl
2 EL Meerrettichfrischkäse (40 g)
1–2 EL Schnittlauch
1 Pckg. geräucherte Forellenfilets
1/2 Pckg. Baguette-Brötchen

1. Backofen auf 200° vorheizen. Salat-Mix waschen und trockenschleudern. Baguette-Brötchen nach Packungsanleitung aufbacken.
2. Die Zwiebel abziehen und in feine Würfel schneiden.
3. Essig, Salz, Pfeffer und Senf verrühren. Sonnenblumenöl darunter schlagen. Meerrettichfrischkäse und Schnittlauch unterziehen.

4. Salat mit dem Dressing mischen. Forellen-filets in mundgerechte Stücke teilen und vorsichtig unter den Salat heben. Mit Baguette-Brötchen servieren.

Tipp: Statt Blattsalat-Rohkost-Mix können Sie auch 1 Pckg. Feldsalat oder 1 Pckg. Rucola verwenden.

6. Kartoffelsuppe

400 g Kartoffeln (5 große und 1 kleine oder 6–7
    normal große)
2 Zwiebeln
1 Möhre
1 TL Sonnenblumenöl
2 1/2 Becher klare Brühe
1/2 Becher Schmand, 24 % Fett (100 g)
Salz, Pfeffer
Schnittlauch
2 Scheiben Roggenvollkornbrot

1. Die Kartoffeln schälen, waschen und würfeln. Zwiebeln abziehen und grob würfeln. Die Möhre putzen, waschen, schälen und in Scheiben schneiden.

2. Sonnenblumenöl erhitzen und die Zwiebeln darin glasig dünsten. Kartoffel- und Möhrenstücke zugeben. Brühe angießen, aufkochen und alles 15–20 Min. bei mittlerer Hitze gar kochen.
3. Die Suppe mit dem Stabmixer pürieren. 2/3 des Schmands unterrühren. Die Kartoffelsuppe mit Salz und Pfeffer würzen. Suppe auf Teller geben und mit je einem Klecks Schmand und etwas Schnittlauch bestreut servieren. Dazu gibt's je 1 Scheibe Roggenvollkornbrot.

Tipp: Lässt sich mitnehmen und in der Mikrowelle erhitzen.

7. Mexican Wraps

1 Hühnerbrustfilet
1 Becher Mehl (125 g)
1 Prise Salz
1 Ei
250 ml H-Milch, 1,5 % Fett
1 EL Sonnenblumenöl
250 g Pfannengemüse »Mexikanische Art«

1. Hühnerbrustfilet leicht antauen lassen und in kleine Würfel schneiden.
2. Mehl und Salz mischen. Die Milch dazugießen. Dabei ständig rühren, bis ein glatter Teig entsteht. Teig kurz ruhen lassen. Backofen auf 100° vorheizen.
3. In einer beschichteten Pfanne je 1 TL Öl erhitzen. 1 Suppenkelle Teig hineingießen und gleichmäßig dünn verteilen. 2–3 Min. bei mittlerer Hitze backen. Pfannkuchen wenden und die andere Seite ebenfalls 2–3 Min. backen. Pfannkuchen warm stellen. Insgesamt vier Pfannkuchen backen.
4. Gleichzeitig in einer zweiten Pfanne das Hühnerbrustfilet ohne Fett von allen Seiten kräftig anbraten.

Mexikanisches Gemüse zugeben und bei starker Hitze auftauen. Bei mittlerer Hitze ca. 4–6 Min. dünsten.
5. Gemüsemischung auf die Pfannkuchen geben und zu Wraps aufrollen. Wraps vor dem Servieren in der Mitte diagonal durchschneiden. Schmeckt auch kalt.

Die 2. Woche: Macht jung – viel Bewegung, mageres Eiweiß

Hmmm ...! War das lecker in der letzten Woche? Ist Ihnen euphorisch zumute, weil die Pfunde purzeln, obwohl Sie nicht hungern müssen? Mal ehrlich: So gut haben Sie sicher in den fettesten Zeiten nicht gegessen! Es lohnt sich eben, mit Phantasie und System zu kochen. Und die Pfanne mit Öl auszupinseln statt vollzugießen. Die natürlichen »Low-Fat-Produkte« wie Gemüse, Obst, Getreide, Joghurt zu genießen.

Aber jetzt geht es weiter. Die ersten rasanten Flüssigkeitsverluste haben Sie hinter sich gelassen; es droht der Diätknick! Denn Ihr Körper hat gemerkt, worum es geht: Sie wollen ihn seiner eisernen, kostbaren Fettreserven berauben. »Nichts da!«, sagt Ihr Körper. »Die behalten wir!« Womit er nicht gerechnet hat: Sie arbeiten mit allen Tricks sämtlicher Diätpäpste. Und Sie wissen: Ihr Körper muss ausgetrickst werden. Womit? Nun – mit Bewegung und Eiweiß. Das ist im Moment ja auch mächtig gefragt. Nach und nach bricht der Freundeskreis träger, entspannter Genießer zusammen: »Läufst Du auch?«, ist die verschämt stolze Frage, die einen bei jeder Abendeinladung, bei jedem Kaffeeklatsch entgegenschallt. Nein, ich laufe – noch – nicht. Ich sitze. Aber ich würde gerne laufen. Es gibt mehrere Probleme: die Schuhe. Ich brauche, glaube ich, spezielle Laufschuhe. Und ich habe die Kurve zu dieser Großinvestition im nächsten Laufschuhparadies noch nicht geschafft. Denn mit meinen Turnschuhen ... also, das kann nicht gut gehen. Außerdem: Morgens bin ich matt. Ich müsste also früher aufstehen – aber was ist mit dem Familien-Frühstücks-Chaos? Und irgendwann muss ich ja auch arbeiten ... Aber nachmittags, zwischendurch oder abends geht auch nicht. Weil in meiner Alltagsgarderobe – überhaupt brauche ich wahrscheinlich einen Thermo-Jogging-Anzug. Und dann der Pulsmesser! Ohne den geht man ja gar nicht mehr vor die Türe ...

Wahrscheinlich geht es Ihnen auch so. Es wird weiter gesessen.

Aber ich habe die Lösung gefunden: Gehen Sie stramm spazieren! Laufen Sie sozusagen spazieren. Dabei klappt die Fettverbrennung bestens. Sie müssen keine Großinvestitionen tätigen (wenn Sie auf Zack sind, können Sie die Ausrüstung natürlich auch bei Aldi kriegen – aber so ganz spontan ist das schwierig), Sie brauchen sich nicht groß umzuziehen, nicht extra zu duschen, denn Sie arbeiten knapp unterm Schwitzpunkt – kurz, Sie sorgen ganz spontan für Bewegung. Weil das allein vielleicht etwas zu mager ist, schlage ich für diese Woche zusätzlich vor: einmal schwimmen gehen. Und ein paar Übungen von letzter Woche weitermachen. Sagen Sie alle Kaffeeklatsch-Sektfrühstück-Kegelabende ab und funktionieren Sie sie in Spazierläufe um. Mit Freundinnen. Das bringt lauter Pluspunkte: Sie können nicht gleichzeitig essen, Sie bewegen sich an der frischen Luft und Sie können sich endlich mal ohne Störung (Handy abschalten!) unterhalten.

Aber das ist nicht alles: In dieser Woche gibt es eine Extraportion Eiweiß, aber fettarm. Fast jeden Tag gibt es einen Mixdrink aus Milchprodukten – Sie können ihn zum Frühstück, aber auch zwischendrin oder abends trinken. Außerdem sind Fisch und Geflügel angesagt. Der Trick: Eiweiß hat eine »spezifisch dynamische« Wirkung. Es verbraucht beim Abbau mehr Energie als Kohlenhydrate oder Fett und kurbelt dadurch den Stoffwechsel zusätzlich an. Es wird Ihnen warm – das sorgt für weiteren Energieverbrauch. Mit anderen Worten: eine Eiweißkalorie hat weniger Kalorien. Das haben unsere Jungbrunnen-Päpste auch erkannt und predigen wie weiland die Managerdiät: Eiweiß satt. Die neue Generation verkauft gleich auch die passenden Pülverchen dazu. Denn nicht durch Bücher wird man reich – sondern durch Pulver! Das würde Sie aber arm machen. Da sei Aldi vor. Außerdem schmeckt's fürchterlich – dem Breialter sind Sie ja schließlich entwachsen. Es gibt delikatere Möglichkeiten, die Kalorien, die uns zustehen, zu uns zu nehmen.

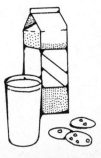

51

Die Einkaufsliste für die 2. Woche

Frisches Obst/Gemüse

1 kg Bananen
1 kg Tomaten
1 kg Äpfel
1 kg Möhren
1,5 kg Bio-Kartoffeln
1 kg Lauch
500 g Champignons mit Chili und Petersilie
2 Pckg. Paprika-Mix (je 1 rote, grüne, gelbe)
Knoblauch
1 Pckg. Feldsalat (200 g)
500 g Brokkoli

Kühltheke

1 Pckg. Käseaufschnitt
1 Pckg. Magerquark
3 Becher probiotischer Vanillejoghurt
1 Pckg. Baguette-Salami von Redleffsen
1 Pckg. Gyros-Schinken
1 Becher Premium Ananas-Joghurt
2 Becher Premium Pfirsich-Joghurt
3 Pckg. Burgunder-Schinken
1 Pckg. Parmesan am Stück (etwa 200 g)
1 Pckg. Feta
1 Pckg. Kräuterquark
1 Pckg. Zaziki-Quark

Tiefkühl-Produkte

1 Pckg. Hechtfilets (1 kg), ersatzweise Seelachs
1 Pckg. Schweinemedaillons (400 g)
1 Pckg. Hähnchenbrustfilet (500 g)
1 Pckg. Riesengarnelenschwänze (250 g)
1 Pckg. Pfannengemüse »Feinschmecker Art«
    (750 g)

Haltbare Produkte

1 Dose Ananasstücke (340 g Abtropfgewicht)
1 Pckg. Nudeln (Penne rigate 500 g)
1 Becher Schmand, 24 % Fett
1 Dose Kidney-Bohnen
1 Dose geschälte Tomaten (400 g Inhalt)
1 Becher Kondensmilch, 7,5 % Fett
1 Pckg. Eier

Brot und Gebäck

2 Pckg. längliche Baguette-Brötchen
1 Pckg. Roggenvollkornbrot
1 Pckg. Knäckebrot

Sonstiges
1 Flasche Multivitaminsaft
1 Flasche trockener Weißwein (z. B. Pinot Grigio)

Aus dem Vorrat
650 ml H-Milch, 1,5 %
7 EL Butter
3 EL Mehl
7 EL Zitronensaft
Salz
Pfeffer
gemahlener Zimt
Rosmarinnadeln
Basilikum gerebelt
Thymian
Muskat
Schnittlauch
Currypulver
Petersilie
Chilipulver
10 EL Sonnenblumenöl
14 EL Branntweinessig
4 EL Tomatenmark
2 TL Senf
1 Pck. Vanillinzucker
Fettarmen Joghurt von der Vorwoche
    aufbrauchen

1/2 Pckg. Vollkorntoastbrot (den eingefrorenen
    Rest der 1. Woche aufbrauchen)
90 g Walnüsse
6 TL Honig
Citrovin
9 TL klare Brühe
75 g Haferflocken
4 EL Leichte Salatcreme
6 Zwiebeln

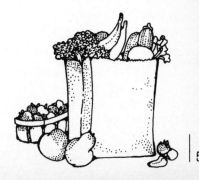

Der Speiseplan für die 2. Woche

1. Tag

Frühstück	Multivitamin-Mixmilch, dazu Käse- und Honigbaguette
warm	Gegrillte Hechtstückchen auf Möhren-Kartoffelpüree
kalt	Brokkoli-Salat mit Schinken, Ei und Curry-Dressing

2. Tag

Frühstück	Bananen-Milch-Shake, dazu Frühstücksei mit Toaststreifen
warm	Schweinemedaillons mit Kartoffel-Lauch-Gratin
kalt	Feldsalat mit Curryhechthäppchen

3. Tag

Frühstück	Vanillequark mit gerösteten Walnüssen und Honig
warm	Hähnchen-Champignon-Pfanne mit Penne
kalt	Möhrensalat mit gebratenen Salamistreifen

4. Tag

Frühstück	Tomatenkäsebrot und Salamitoast
warm	Fritata mit Paprika und Riesengarnelen
kalt	Nudelsalat mit Feta, Paprika und Tomatendressing

5. Tag

Frühstück	Ananas-Mixmilch, Knäckebrot mit Käse und Honig, dazu Apfel
warm	Flammende Eier mit Pellkartoffeln
kalt	Möhrensticks mit Kräuterdip

6. Tag

Frühstück	Haferflocken mit Pfirsichjoghurt und Früchten
warm	Rote Bohnensuppe mit Hühnerbrustfilet und Lauch
kalt	Überbackene Farmerschnitten

7. Tag

Frühstück	Kaffee-Vanille-Trinkjoghurt, Vollkornbrot mit Schinken, Banane, Nüssen
warm	Fisch-Gemüse-Gratin
kalt	Schlemmerbaguette

Die Rezepte für die 2. Woche
(jeweils für 2 Personen)

Frühstück (1.–7. Tag)

1. Multivitamin-Mixmilch mit Käse- und Honigbaguette

1 Banane
1 Becher Multivitaminsaft (200 ml)
1/2 Becher fettarmer Joghurt, 1,5 % Fett (100 g)
2 längliche Baguette-Brötchen
2 TL Butter (10 g)
2 Scheiben Käseaufschnitt (75 g)
2 TL Honig

1. Backofen auf 200° vorheizen. Banane schälen und in Stücke teilen. Saft und Joghurt in eine hohe Schüssel geben. Alles mit dem Stabmixer pürieren. In zwei Gläser umfüllen.
2. Baguette in 8–10 Min. im Backofen fertig backen. Herausnehmen und etwas abkühlen lassen. Baguette längs durchschneiden. Dünn mit Butter bestreichen. Zwei Hälften mit Käse belegen. Zwei Hälften mit Honig bestreichen.

2. Bananen-Milch-Shake, Frühstücksei mit Toastbrotstreifen

1 Banane
1 TL Zitronensaft
1/2 Becher fettarmer Joghurt, 1,5 % Fett (100 g)
1 Becher fettarme H-Milch, 1,5 % Fett (200 ml)
2 Eier
4 Scheiben Toastbrot
1 1/2 EL Butter (15 g)

1. Banane schälen und in grobe Stücke teilen. In eine hohe Schüssel geben. Mit Zitronensaft beträufeln. Joghurt zugeben. Alles mit dem Stabmixer pürieren. Milch angießen und verrühren. In zwei Gläser umfüllen.
2. Wasser zum Kochen bringen. Ei anstechen und in das kochende Wasser geben. 5 Min. kochen.
3. Inzwischen das Toastbrot in schmale Streifen schneiden. Butter in einer Pfanne erhitzen und die Brotstreifen darin goldbraun braten. Sofort herausnehmen, damit sie nicht zu dunkel werden.
4. Eier abschrecken. Fertige Toaststreifen heiß zum Ei servieren und in das Eigelb tauchen.

3. Vanillequark mit gerösteten Walnüssen und Honig

1 Pckg. Magerquark (250 g)
1/2 Becher fettarme H-Milch, 1,5 % Fett (100 ml)
1 Becher probiotischer Vanillejoghurt (200 g)
1 Pckg. Vanillinzucker
1 Prise Zimt
3/4 Becher Walnusskerne (50 g)
2 TL Honig

1. Magerquark, Milch, Joghurt und Vanillinzucker verrühren. Mit Zimt verfeinern.
2. Walnusskerne hacken und ohne Fett in einer Pfanne rösten, bis sie anfangen zu duften. Sofort herausnehmen, damit sie nicht zu dunkel werden. Etwas abkühlen lassen. Vanillequark in zwei Schälchen geben, mit Walnüssen bestreuen. Honig in Schlieren über die Nüsse träufeln.

4. Tomatenkäsebrot und Salamitoast

2 Tomaten
2 Scheiben Vollkorntoastbrot
2 Scheiben Roggenvollkornbrot
2 TL Butter
2 Scheiben Käseaufschnitt (75 g)
Salz, Pfeffer
1 TL Schnittlauch
4 Scheiben Baguette-Salami (von Redleffsen)

1. Die Tomaten waschen, den Stielansatz entfernen. Fruchtfleisch in Scheiben schneiden.
2. Toastbrot rösten. Vollkornbrot und Toastbrot sehr dünn mit Butter bestreichen.
3. Vollkornbrot mit Käse belegen. Tomatenscheiben darauf verteilen. Mit Salz, Pfeffer und Schnittlauch würzen. Toastbrote mit Salami belegen.

5. Ananas-Mixmilch, Knäckebrot mit Käse und Honig, Apfel

Gut 1/2 Becher Ananasstücke (85 g von 340 g
   Abtropfgewicht)
1 Becher fettarme H-Milch, 1,5 % Fett (200 ml)
1 Becher Premium Ananas-Joghurt
1–1 1/2 EL Citrovin
4 Scheiben Knäckebrot
1 TL Butter
2 Scheiben Käseaufschnitt (75 g)
2 TL Honig
1 Apfel

1. Ananasstücke in einem Sieb abtropfen lassen. Ananasstücke in eine hohe Schüssel geben. Milch und Ananas-Joghurt zugeben. Alles mit dem Stabmixer pürieren. Mit Citrovin abrunden.
2. Zwei Scheiben Knäckebrot dünn mit Butter bestreichen und Honig darauf träufeln. Restl. Knäckebrot mit Käse belegen. Apfel waschen, halbieren, Kerngehäuse herausschneiden. Apfel in Spalten teilen und dazu servieren.

6. Haferflocken mit Pfirsich-Joghurt und Früchten

1 Apfel
1 Banane
1 TL Citrovin
Gut 1/2 Becher Ananasstücke (85 g von 340 g
   Abtropfgewicht)
2 Becher Premium Pfirsich Joghurt
1 Becher Haferflocken (75 g)
2 EL Walnüsse (20 g)

1. Apfel waschen, halbieren und das Kerngehäuse herausschneiden. Apfel in Stücke schneiden. Banane schälen und in Scheiben schneiden. Beides mit Citrovin beträufeln, damit die Früchte nicht braun werden. Abgetropfte Ananas zugeben.
2. Früchte in zwei Schälchen geben. Pfirsich-Joghurt darauf verteilen.
3. Haferflocken ohne Fett in der Pfanne rösten, bis sie anfangen zu duften. Sofort herausnehmen. Etwas abkühlen lassen.
4. Walnüsse hacken und zusammen mit den Haferflocken über den Joghurt geben.

Die 2. Woche

7. Kaffee-Vanille-Trinkjoghurt, Vollkornbrot mit Schinken, Banane, Nüssen

Knapp 1/2 Becher starker kalter Kaffee
2 Becher probiotischer Vanillejoghurt
2 Scheiben Roggenvollkornbrot
2 TL Butter
1 Pckg. Burgunder Schinken (100 g)
2 kleine Bananen
2 EL Walnüsse (20 g)

1. Kaffee mit Vanillejoghurt mischen und in Gläser füllen.
2. Vollkornbrot mit Butter bestreichen. Mit Schinken belegen. Bananen schälen, in Scheiben schneiden und auf dem Brot verteilen. Nüsse hacken und darüber streuen. Oder so knabbern. Oder weglassen.

Warme Mahlzeiten (1.–7. Tag)

1. Gegrillte Hechtstückchen auf Möhren-Kartoffelpüree

3–4 Hechtfilets (Tiefkühl, 400 g), ersatzweise Kabeljau
1 EL Zitronensaft
1/2 TL Rosmarinnadeln
1 TL Basilikum (gerebelt)
1 1/2 EL Sonnenblumenöl
400 g Möhren
400 g Kartoffeln
1 1/2 EL Butter
Salz, Pfeffer, Muskat

1. Hechtfilets über Nacht auftauen lassen. Kalt abbrausen und trockentupfen. Fisch würfeln und mit Zitronensaft beträufeln. Salzen, pfeffern. Mit Öl und Kräutern mischen. Ca. 1 Stunde abgedeckt im Kühlschrank marinieren.
2. Möhren und Kartoffeln schälen und waschen. Beides in große Stücke schneiden. Möhren und Kartoffeln zusammen in wenig

Salzwasser in 20–30 Min. (je nach Festigkeit der Möhren) gar kochen.

3. Den Grill des Backofens vorheizen. Fischstücke auf einem Backblech verteilen und unter dem Grill in 5 Min. garen.

4. Das Gemüse abgießen, die Kochflüssigkeit auffangen. Gemüse mit dem Kartoffelstampfer zerdrücken. Butter und bei Bedarf noch etwas Kochflüssigkeit zugeben. Püree mit Salz, Pfeffer und etwas Muskat würzen. Gegrillte Hechtstückchen mit dem Möhren-Kartoffelpüree anrichten und servieren.

2. Schweinemedaillons mit Kartoffel-Lauch-Gratin

1 Pckg. Schweinemedaillons (Tiefkühl, 400 g)
(Medaillons berechnet wie Filet, dazu kommt die
    entsprechende Menge an Marinade)
1 Pckg. Lauch (1 kg)
300 g Kartoffeln
2 TL klare Brühe
Salz
1 EL Butter
3 gestrichene EL Mehl
1 Becher Lauchkochwasser
1/2 Becher fettarme H-Milch, 1,5 % Fett
2 EL trockener Weißwein (z. B. Pinot Grigio)
geriebener Muskat
1/2 Becher grob geriebener Parmesan (50 g)

1. Schweinemedaillons über Nacht im Kühlschrank auftauen lassen.

2. Lauch putzen. Für das Gratin nur die hellen, zarten Abschnitte verwenden. Lauch quer in ca. 10 cm lange Stücke schneiden. Diese halbieren und gründlich waschen. Kartoffeln gründlich waschen.

3. In einem flachen Topf Wasser aufkochen, mit klarer Brühe würzen und den Lauch hin-

einlegen. Etwa 15 Min. bei mittlerer Hitze garen. Gleichzeitig Kartoffeln mit Schale in Salzwasser in 15–20 Min. garen. Lauch herausheben (Kochflüssigkeit aufheben) und in einem Sieb gut abtropfen lassen. Kartoffeln abgießen, pellen, etwas abkühlen lassen und in Scheiben schneiden.

4. Eine Auflaufform mit wenig Sonnenblumenöl einpinseln. Kartoffelscheiben einschichten. Lauch darauf setzen. Backofen auf 200° vorheizen.

5. Butter erhitzen. Mehl einstreuen und verrühren. Lauchkochwasser und Milch angießen. Zügig und gründlich rühren. Falls es zu »Klümpchen« kommt, einfach kurz mit dem Stabmixer durch die Sauce gehen. Sauce mit Weißwein, Salz und Muskat abschmecken. Über den Lauch gießen.

6. Parmesan reiben und über die Sauce streuen. Im Backofen goldbraun überbacken.

7. Inzwischen die Medaillons in einer heißen beschichteten Pfanne ohne weiteres Fett von beiden Seiten gut durchbraten. Zusammen mit dem Kartoffel-Lauch-Gratin servieren.

Tipp: Das dunkle Lauchgrün abschneiden, waschen. Gut abtropfen lassen. Lauch in feine Streifen schneiden und in Gefrierbeuteln einfrieren. Später dann z. B. für Suppen, Eintöpfe oder Eiergerichte verbrauchen.

3. Hähnchen-Champignon-Pfanne mit Penne

1/2 Pckg. Hähnchenbrustfilet (250 g)
2 Zwiebeln
1 Pckg. Champignons (mit Chili und Petersilie)
  (500 g)
1/2 Pckg. Penne Rigate
Salz
1 EL Sonnenblumenöl
1/2 Becher Schmand, 24 % Fett (100 g)
Pfeffer
1 TL Curry
Petersilie (frisch oder getrocknet)

1. Hähnchenbrustfilets leicht antauen lassen.
2. Zwiebeln abziehen und würfeln. Champignons putzen, kurz waschen und in feine Scheiben schneiden. Chili für die »Flammenden Eier« beiseite legen. Petersilie kalt abbrausen. Blättchen abzupfen und fein hacken.
3. Salzwasser für die Nudeln zum Kochen bringen. Nudeln hineingeben und in 10–12 Min. bissfest (al dente) garen.
4. Inzwischen Hähnchenbrustfilets in Würfel schneiden. In erhitztem Sonnenblumenöl ca. 5 Min. rundherum anbraten. Herausnehmen.

In derselben Pfanne die Zwiebeln andünsten. Dabei wird der Bratensatz braun. Pilze zugeben und anbraten. Dabei verlieren sie Flüssigkeit. Falls das nicht reicht, einfach noch etwas Wasser angießen und damit den Bratenfond loskochen. Schmand unterrühren, Fleischwürfel zugeben. Mit Salz, Pfeffer und Curry abschmecken. Mit Petersilie bestreuen.
5. Nudeln abgießen (die Hälfte für den Nudelsalat am nächsten Abend kalt stellen) und mit der Hähnchen-Champignon-Pfanne servieren.

4. Fritata mit Paprika und Riesengarnelen

1 Pckg. Riesengarnelenschwänze
1/2 rote Paprikaschote
1 kleine Knoblauchzehe
1 EL Butter
Salz, Pfeffer
2 Eier
150 ml fettarme H-Milch, 1,5 % Fett
1/4 Becher grob geriebener Parmesan (20 g)
1/2 Pckg. Feldsalat (100 g)
1 kleine Zwiebel
1/2 Pckg. längliche Baguette-Brötchen
3 EL Branntweinessig
1 TL Senf
1 EL Sonnenblumenöl

1. Garnelenschwänze bei Zimmertemperatur auftauen lassen. Abtropfwasser abgießen.
2. Paprikaschote putzen, waschen und in feine Streifen schneiden. Knoblauch abziehen, fein hacken. Mit etwas Salz bestreuen und mit einer Messerklinge zu Mus zerreiben.
3. Paprika in einer beschichteten Pfanne in erhitzter Butter andünsten. 10 Min. dünsten, evtl. etwas Flüssigkeit angießen. Knoblauch zugeben. Leicht salzen und pfeffern. Garnelenschwänze zugeben und ca. 3 Min. mitdünsten.
4. Eier und Milch verquirlen. Parmesan reiben und einstreuen. Mit wenig Salz, etwas Pfeffer abschmecken. Über das Paprikagemüse gießen und stocken lassen.
5. Backofen auf 200° vorheizen. Feldsalat putzen und waschen. Gründlich abtropfen lassen.
6. Baguette in 8–10 Min. im Backofen fertig backen. Essig, Salz, Pfeffer und Senf verrühren. Zuletzt das Sonnenblumenöl unterschlagen. Vinaigrette mit dem Feldsalat mischen. Zusammen mit der Fritata und Baguette servieren.

5. Flammende Eier mit Pellkartoffeln

1 Zwiebel
1/2 rote Paprikaschote
3 Tomaten
1 TL Sonnenblumenöl
1 Dose geschälte Tomaten (440 g)
2 TL klare Brühe
Salz, Pfeffer, Chilipulver
1 Prise Zucker
4 Eier
4 Scheiben Baguette-Salami (von Redlefsen)
5 mittelgroße Kartoffeln (300 g)

1. Zwiebel abziehen. Paprikaschote halbieren, Trennwände und Kerne entfernen, waschen. Tomaten waschen, Stielansatz herausschneiden. Alles würfeln.
2. Sonnenblumenöl erhitzen und zuerst die Zwiebeln glasig dünsten. Paprika zugeben und weitere 2–3 Min. mitdünsten. Tomaten und Tomaten aus der Dose zugeben. Alles kräftig mit Salz, Pfeffer, Chili, Brühe und Zucker abschmecken. Alles ca. 10 Min. im offenen Topf bei mittlerer Hitze kochen lassen, ab und zu umrühren.
3. Backofen auf 170° vorheizen. Tomatenmischung in eine feuerfeste runde Auflaufform geben. Mit der Wölbung eines Suppenlöffels 4 Mulden für die Eier hineindrücken. Vorsichtig je ein Ei in die Mulde gleiten lassen.
4. Jedes Ei mit einer Scheibe Salami bedecken. Im heißen Ofen ca. 15–20 Min. backen, bis das Eiweiß gestockt ist. Das Dotter sollte noch weich sein.
5. Inzwischen die Kartoffeln gründlich waschen. Mit Schale in Salzwasser in ca. 20 Min. gar kochen. Kartoffeln ungeschält zu den flammenden Eiern servieren.

6. Rote Bohnensuppe mit Hühnerbrustfilet und Lauch

1 Zwiebel
2 mittelgroße Kartoffeln (ca. 150 g)
3 Tomaten
1 TL Sonnenblumenöl
500 ml Wasser
3 TL klare Brühe
1/2 Pckg. Hähnchenbrustfilets (Tiefkühl, 250 g)
1 TL Sonnenblumenöl
1 Dose Kidney-Bohnen
1/2 Becher Schmand, 24% Fett
2 EL trockener Weißwein (z. B. Pinot Grigio)
2 EL Tomatenmark
Schnittlauch
Salz, Pfeffer, Chilipulver
1/2 Pckg. längliche Baguette-Brötchen

1. Zwiebel abziehen. Kartoffeln schälen, waschen und würfeln. Tomaten waschen, den Stielansatz entfernen. Tomaten kurz in kochendem Wasser brühen. Herausnehmen und die Haut abziehen. Fruchtfleisch würfeln.
2. Zwiebel in erhitztem Sonnenblumenöl glasig dünsten. Kartoffeln und Tomaten zugeben und kurz mitdünsten. Wasser und klare Brühe zugeben. Alles 10–15 Min. bei mittlerer Hitze garen.
3. Backofen auf 200° vorheizen. Gefrorene Hähnchenbrustfilets in einer beschichteten Pfanne in erhitztem Sonnenblumenöl braten. Nach dem ersten Anbraten evtl. etwas Flüssigkeit angießen. Fleisch herausnehmen und in Streifen schneiden.
4. Baguette in 8–10 Min. im Backofen fertig backen. Kidney-Bohnen in einem Sieb abgießen und gründlich abspülen. Bohnen in der Suppe erhitzen. Suppe mit dem Stabmixer pürieren.
5. Schmand einrühren. Mit Wein, Tomatenmark und Schnittlauch verfeinern. Mit Salz, Pfeffer und Chilipulver abschmecken. Suppe in Teller geben, Hühnerbruststreifen hineinsetzen. Mit Baguette-Brötchen servieren.

7. Fisch-Gemüse-Gratin

400 g Hechtfilets
2 EL Zitrone
Salz, Pfeffer
3–4 mittelgroße Kartoffeln (300 g)
400 g Pfannengemüse »Feinschmecker Art«
1/4 Becher Kondensmilch, 7,5 % Fett (50 ml)
1 EL Schnittlauch
1/2 Becher grob geriebener Parmesan (50 g)

1. Hechtfilets über Nacht auftauen lassen. Kalt abbrausen. Mit Zitronensaft beträufeln, salzen und pfeffern.
2. Kartoffeln schälen, waschen und würfeln. In wenig Salzwasser ca. 10 Min. vorgaren. Kartoffeln abschütten, Kochflüssigkeit auffangen.
3. Pfannengemüse tiefgefroren in eine heiße Pfanne geben und bei hoher Temperatur auftauen. Kartoffeln zugeben. Alles zusammen ca. 4 Min. dünsten. Ab und zu wenden. Es wird kein zusätzliches Fett benötigt.
4. Kondensmilch und 1/4 Becher Wasser angießen. 1 EL Schnittlauch unterrühren. Evtl. mit Salz und Pfeffer nachwürzen.
5. Backofen auf 200° vorheizen. Gemüse in eine Auflaufform füllen. Die Hechtfilets darauflegen und mit geriebenem Parmesan bestreuen. Im Backofen in 15–20 Min. garen und goldbraun mit Käse überbacken.

Die 2. Woche

Kalte / kleine Mahlzeiten (1.–7. Tag)

1. Brokkoli-Salat mit Schinken, Ei und Curry-Dressing

1 Pckg. Brokkoli (500 g)
2 TL klare Brühe
2 Eier
1 Pckg. Burgunderschinken (100 g)
1/2 Becher Joghurt, 1,5 % Fett (100 g)
2 EL leichte Salatcreme (40 g)
2 EL Branntweinessig
Salz, Pfeffer
knapp ein 1 TL Curry
1 Prise Zucker
2 Scheiben Vollkorntoastbrot

1. Brokkoli putzen, in Röschen teilen und waschen. Brokkoli in klarer Brühe ca. 10 Min. bissfest garen. Abgießen und abkühlen lassen.
2. Gleichzeitig die Eier 10 Min. hart kochen. Die Eier abgießen, abschrecken und pellen. Eier vierteln oder achteln.
3. Burgunderschinken in feine Streifen schneiden.
4. Joghurt und Salatcreme verrühren. Mit Branntweinessig, Salz, Pfeffer, Curry und Zucker herzhaft abschmecken.
5. Brokkoli in eine Schüssel geben. Dressing darüber geben. Eier- und Schinkenstückchen darauf anrichten und servieren. Mit geröstetem Toastbrot servieren.

2. Feldsalat mit Curryhechthäppchen

2 Stücke Hechtfilet (Tiefkühl, ca. 200 g)
1/2 Dose Ananasstücke aus der Dose (von 340 g Abtropfgewicht)
1 EL Zitronensaft
2 EL Ananassaft
1 EL Sonnenblumenöl
Salz, Pfeffer, Curry
1/2 Pckg. Feldsalat (100 g)
3 EL Branntweinessig
4 EL Ananassaft
1 TL scharfer Senf
2 EL Sonnenblumenöl
2 Scheiben Vollkorntoastbrot

1. Hechtfilets auftauen lassen.
2. Ananas in einem Sieb abtropfen lassen. Den Saft auffangen.

3. Fischfilets kalt abbrausen und trockentupfen. In mundgerechte Stücke schneiden und mit Zitronensaft, Ananassaft, Sonnenblumenöl, Salz, Pfeffer und Curry mischen. Kurz durchziehen lassen.

4. Feldsalat putzen, waschen und gut abtropfen lassen. Essig, Ananassaft, Senf, Salz und Pfeffer verrühren. Zuletzt das Sonnenblumenöl unterschlagen. Feldsalat und Ananasstücke mit der Vinaigrette mischen.

5. Fischstückchen mit der Marinade in einer heißen Pfanne in ca. 5 Min. dünsten. Etwas abkühlen lassen und auf dem Feldsalat anrichten. Toastbrot rösten und zum Salat servieren.

3. Möhrensalat mit knusprigen Salamistreifen

3 Möhren (ca. 300 g)
1 etwa 5 cm langer Lauchabschnitt
8 Scheiben Baguette-Salami (von Redleffsen) (50 g)
1 EL Walnüsse (10 g)
3 EL Branntweinessig
Salz, Pfeffer
1 Prise Zucker
1 Prise Zimt
2 EL Sonnenblumenöl
2 Scheiben Knäckebrot

1. Möhren putzen, schälen und grob raffeln. Lauchabschnitt halbieren, gründlich waschen und in feine Scheiben schneiden.

2. Salami in Streifen schneiden. Walnüsse hacken. Eine beschichtete Pfanne erhitzen. Salami und Walnüsse darin knusprig braten. Sofort herausnehmen und etwas abkühlen lassen. Mit den Möhren und dem Lauch mischen.

3. Essig mit Salz, Pfeffer, Zucker und Zimt verrühren. Zuletzt das Sonnenblumenöl kräftig unterschlagen. Vinaigrette und die Möhren vermischen. Etwas ziehen lassen. Evtl. noch einmal nachwürzen.

Tipp: Wer mag, kann auch eine kleine Knoblauchzehe zugeben. Dazu die Zehe abziehen, fein hacken, mit etwas Salz bestreuen und mit einer großen Messerklinge zerreiben. Knoblauchmus zum Salat geben.

Die 2. Woche

4. Nudelsalat mit Feta, Paprika und Tomatendressing

1/4 Pckg. gegarte Nudeln vom Vortag
je 1/2 gelbe und grüne Paprikaschote
1 kleine Zwiebel
1/2 Pckg. Feta
3 EL Branntweinessig
2 EL trockener Weißwein (z. B. Pinot Grigio)
2 EL Tomatenmark
2 gestrichene EL leichte Salatcreme
Salz, Pfeffer
Thymian

1. Paprikaschoten putzen, waschen und vierteln. In feine Streifen schneiden. Zwiebel abziehen und fein würfeln. Feta in Würfel schneiden.
2. Essig, Wein, Tomatenmark und Salatcreme verrühren, mit Salz, Pfeffer und Thymian abschmecken. Dressing und übrige Zutaten mit den Nudeln mischen und durchziehen lassen.

Tipp: Der Nudelsalat ist auch in der diätfreien Zeit ein toller, schneller Party-Salat.

5. Möhrensticks mit Kräuterdip

300 g Möhren (3–4 Stück)
1 gelbe Paprikaschote
1 Pckg. Kräuterquark
3/4 Becher fettarmer Joghurt, 1,5 % Fett
Salz, Pfeffer
1 EL Schnittlauch
2 Scheiben Roggenvollkornbrot

1. Möhren schälen, quer durchschneiden und vierteln. Paprika halbieren, Trennwände und Kerne herausschneiden. Paprika waschen und ebenfalls in Sticks schneiden.
2. Kräuterquark und Joghurt glatt rühren. Evtl. mit Salz, Pfeffer und Schnittlauch nachwürzen. Dazu schmeckt Vollkornbrot.

6. Überbackene Farmerschnitten

350 g Pfannengemüse »Feinschmecker Art«
3 Scheiben Roggenvollkornbrot
1 Pckg. Burgunderschinken (100 g)
2 Scheiben Käseaufschnitt (75 g)

1. Das Pfannengemüse tiefgefroren in eine heiße Pfanne geben und bei hoher Temperatur auftauen. Weitere 4 Min. dünsten. Ab und zu wenden. Es wird kein zusätzliches Fett benötigt.
2. Backofengrill vorheizen. Vollkornbrote auf ein Backblech setzen. Mit Schinken belegen und das Gemüse darauf verteilen. Mit Käse bedecken. Brote unter dem Grill goldbraun überbacken.

7. Schlemmerbaguette

1/2 Pckg. längliche Baguette-Brötchen
je 1/2 gelbe und grüne Paprikaschote
1 Pckg. Gyros-Schinken (100 g)
1/2 Pckg. Feta
1 Pckg. Zazikiquark

1. Backofen auf 200° vorheizen. Paprikaschoten putzen, waschen und vierteln. Längs in Streifen schneiden.
2. Baguette in 8–10 Min. im Backofen fertig backen. Feta in Scheiben schneiden. Brötchen herausnehmen und längs halbieren. Mit Zazikiquark bestreichen. Mit Schinken, Paprika und Feta belegen.

Die 3. Woche: Viel Spaß mit Pasta und Freunden

Hat sich Ihr Vorsatz schon herumgesprochen? Ziehen sich erste Freunde beleidigt zurück, weil man mit Ihnen ja keinen mehr trinken kann? Wartet der Rest halb mitfühlend, halb missmutig darauf, dass Sie aufgeben und auf Schönheit und Fitness verzichten – kurz: wieder eine(r) der ihren werden? Und umwirbt man Sie mit verlockenden Einladungen zum Racletteabend, zur Ente à l'orange oder zum Kaffeeklatsch? Dann packen Sie den Stier bei den Hörnern! In dieser Woche ist Geselligkeit angesagt. Zwar sollten Sie Turnen, Schwimmen und Spazierenlaufen nicht ganz aus Ihrem Programm streichen. Aber die Freunde und der Spaß stehen in dieser Woche im Mittelpunkt. Kümmern Sie sich um Ihre Sozialkontakte! Laden Sie ein, bevor Sie eingeladen werden. Denn bei Ihnen gibt's nur tolle Sachen, die schön und schlank machen und super schmecken. Vielleicht gelingt es Ihnen ja, einige Freunde echt zu überzeugen. Die steigen dann eben in der dritten Woche ein und machen die ersten zwei am Ende.

Aber wieder zu Ihnen: Dritte Diätwoche – entspannen Sie sich. Wir legen jetzt eine »Freude-durch-Freunde-Woche« ein. Damit beugen wir einem Zusammenbruch vor: Wer sich immerzu am Riemen reißt, sich nichts gönnt, sich stur an Regeln hält und Diäten nach dem Prinzip »Alles oder nichts« durchführt, der ist hochgradig gefährdet, dick zu werden. Das hat der Papst der Ernährungspsychologie, Prof. Volker Pudel, festgestellt. Menschen mit »flexibler Esskontrolle« konnten einmal fünf gerade sein lassen oder ein Stück Geburtstagstorte essen, ohne gleich in Fressorgien zu verfallen. Diätler hingegen, die sehr streng mit sich waren, brachen nach einem solchen Sündenfall zusammen und futterten haltlos vor sich hin.

Sie machen das ganz anders – Sie entspannen nach Plan. Entkommen der Isolation, die Diättreibende umfängt, nehmen teil am gesellschaftlichen Leben und gönnen sich vielleicht die eine oder andere – kalorienfreie – Sünde. Schließlich gibt es aufregende, fesselnde Gesellschaftsspiele, die nicht dick machen – im Gegenteil. Wie wäre es mit Tanzen? Nein – ich meine nicht das Geschiebe auf zwei Quadratmeter großen Flächen. Der Trend geht zur Lei-

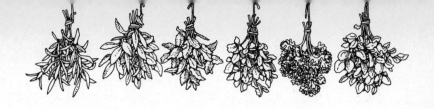

denschaft: Tango, Salsa, Latin Lover! Zu anstrengend? Und auf dem Land nicht machbar? Also, eine Disko wird es ja wohl geben – die knubbeln sich da in der Einöde geradezu. Da wird dann eher HipHop geboten, aber auch da können Sie Pfunde abtrainieren. Auch ohne Begleitung und quasi inkognito: Bei der Beleuchtung sieht Sie eh keiner …

Das ist nichts für Sie? Na schön – wandern wäre ja auch ganz schön. In der Gruppe natürlich. Mit einem Aldi Picknick dieser Woche. Vielleicht können Sie ja eine feste Einrichtung daraus werden lassen. Die Grundidee ist: Bewegung in Gesellschaft. Abends können Sie natürlich noch zum Fondue einladen – das ist absolut im Trend und unser Knüller der Woche.

Doch vergessen wir darüber nicht den Spaß. Wer schön alle Treppen zu Fuß gelaufen ist, seine Gymnastik gemacht hat und morgen bestimmt einen Spazierlauf startet, der darf sich ins Kino oder Theater verabreden. Danach gibt's den delikaten Snack oder die warme Mahlzeit aus dem Diätplan – alle werden begeistert sein. Und beim Aufräumen nach der After-Kino-Party trainieren Sie Ihr illegales Gläschen Sekt sicher ab …

Aber das ist noch nicht alles. Verbinden Sie die Pflicht mit der Neigung. Kochen Sie mit Ihren Freunden. Am besten mit denen, die auch ein paar Gramm abnehmen wollen. Einfach die Mengen entsprechend erhöhen – den Einkauf können Sie ja delegieren – und sich einen langen Abend Zeit nehmen. So etwa hatte ich mir *Big Diet* vorgestellt. Und so stelle ich mir das Kochen der Zukunft überhaupt vor: als Gesamtkunstwerk in der Wohnküche, wo sich beim Schnipseln und Rösten die Zungen lösen und sich jeder etwas von der Seele reden kann. Beim Essen in der Tafelrunde sind dann alle Probleme durch, der Genuss steht im Mittelpunkt – wunderbar. Und wer beim Vorbereiten schon genug Rohkost nascht, der wird bei Tisch garantiert nicht mehr über die Stränge schlagen.

Die 3. Woche

Die Einkaufsliste für die 3. Woche

Frisches Obst/Gemüse

1 kg Bananen (2 werden benötigt, der Rest darf zwischendurch gegessen werden)

1 kg Äpfel (2 werden benötigt, der Rest darf zwischendurch gegessen werden)

1 kg Orangen (3 werden benötigt, der Rest darf zwischendurch gegessen oder ausgepresst werden)

2 Kiwi (ersatzweise Birnen oder Obst der Saison)

1 Beutel Zitronen (Sie benötigen etwa den Saft von 2 Stück)

1 Eisbergsalat

1 Pckg. Blattsalat-Rohkostmix (200 g)

1 kg Tomaten (7 werden benötigt, der Rest darf zwischendurch gegessen werden)

2 Stangen Lauch

1 Paprikamix (3 Paprikaschoten)

500 g Möhren

500 g Champignons

Kühltheke

100 g Krabben

2 Becher Naturjoghurt, 1,5 % Fett (à 500 g)

200 g Putenbrust in Scheiben

50 g Putenbrust in Scheiben

1 Pckg. geräucherte Forellenfilets (125 g)

Tiefkühl-Produkte

1 Pckg. küchenfertige Hähnchenbrustfilets (500 g, 4 Filets, Sie benötigen davon 3)

1 Pckg. Lachsfilets (250 g)

1 Pckg. Riesengarnelen (250 g)

1 Pckg. Rahmspinat (250 g)

Haltbare Produkte

1 Glas Honig (500 g, Sie benötigen davon 150 g)

1 Dose Mandarinen

1 Becher Schmand (200 g)

6 Eier

1 Dose Thunfisch im eigenen Saft (125 g)

1 Pckg. Spaghetti (500 g, Sie benötigen 250 g)

2 Pckg. Penne oder Spaghetti (1 kg, Sie benötigen davon 750 g)

1 Flasche Orangensaft (Sie benötigen davon 150 ml, den Rest dürfen Sie zwischendurch triken)

Brot und Gebäck
1 Pckg. Vollkornbrot (500 g, Sie benötigen davon 6 Scheiben, 2 bitte einfrieren)
1 Pckg. Sandwichtoast (750 g, Sie benötigen davon 16 Scheiben, 4 bitte einfrieren)
1 Pckg. Knäckebrot (Sie benötigen davon 4 Scheiben, Knäcke dürfen Sie auch mal zwischendurch knabbern)

Aus dem Vorrat
4 EL Mehl
Salz
Pfeffer
60 g Butter
70 ml Olivenöl
2 EL Essig
4 EL Senf
50 ml Ketchup
400 ml H-Milch, 1,5 %
2 Päckchen Vanillinzucker
110 g Vollkorn Früchtemüsli
40 g Walnüsse
8 Gemüsebrühwürfel
1 Knoblauchzehe
Curry

Sonstiges/Gewürze
1 Bund Basilikum oder andere frische Gartenkräuter
1 Bund Petersilie oder andere frische Gartenkräuter
dazu: andere frische, getrocknete oder eingelegte Kräuter nach eigenem Geschmack

Was ich noch zusätzlich mag
Obst, Knabbergemüse, freigegebener Naschkram, bestimmte Gewürze

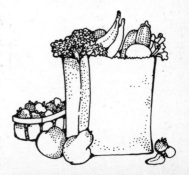

Der Speiseplan für die 3. Woche

1. Tag:

Frühstück	Honigbrot mit Kiwi und Walnüssen
warm	Schlemmerfondue
kalt	Eisbergsalat mit Orange und Putenbrust

2. Tag:

Frühstück	Krabben-Rührei mit Toast
warm	Riesengarnelen in Orangensauce auf Spaghetti
kalt	Crostini mit Tomaten und Pilzen

3. Tag:

Frühstück	Fruchtstücke mit Joghurtdip
warm	Nudeln mit Pilzen
kalt	Salat-Mix mit Forellencremetoast

4. Tag:

Frühstück	Forellencreme auf Vollkornbrot
warm	Thunfisch-Crêpes
kalt	Eiersalat mit Krabben

5. Tag:

Frühstück	Joghurt mit Banane und Honig
warm	Lachs-Spinat-Auflauf
kalt	Hähnchen-Sandwich

6. Tag:

Frühstück	Toast mit Paprikaringen
warm	Möhrensuppe mit Buttercroutons
kalt	Knäcke mit Putenbrust, Apfel und Meerrettich

7. Tag:

Frühstück	Müsli mit Apfel und Joghurt
warm	Hähnchen mit Nudeln in Currycreme
kalt	Vollkornbrot mit Senf und Ei

Die Rezepte für die 3. Woche
(jeweils für 2 Personen)

Frühstück (1.–7. Tag)

1. Honigbrot mit Kiwi und Walnüssen
2 Scheiben Vollkornbrot
1 EL Schmand
2 EL Honig
1 Kiwi (ersatzweise Birne oder Obst der Saison)
6 Walnusshälften

1. Die Brote erst mit Schmand und dann mit Honig bestreichen.
2. Die Kiwi schälen und in Scheiben schneiden. Die Brote damit belegen. Die Walnusshälften hacken und über die Kiwis streuen.

Tipp: Wer Brotvielfalt liebt, kauft mehrere Sorten, schneidet sie in Scheiben und friert sie ein. Die Scheiben bleiben lange frisch und sind im Nu aufgetaut.

2. Krabben-Rührei mit Toast
50 g Krabben
1 Paprikaschote
2 Eier
Salz
Pfeffer
2 TL Butter
2 Scheiben Toast
Kräuter nach Belieben

1. Die Krabben in ein Sieb geben, mit kaltem Wasser abspülen und abtropfen lassen. Die Paprikaschote waschen, Stielansatz, Trennhäute und Kerne entfernen. 1/4 der Paprikaschote in kleine Würfel, den Rest in Streifen schneiden.
2. Die Eier verquirlen, leicht salzen. Die Butter in einer beschichteten Pfanne erhitzen, die Eier hineingießen und unter Rühren stocken lassen. Wenn die Eier noch leicht flüssig sind, die Krabben und die Paprikawürfel untermischen und warm werden lassen.
3. Die Brote im Toaster rösten, diagonal in Stücke schneiden und mit den Paprikastreifen zu dem Rührei servieren.

Die 3. Woche

3. Fruchtstücke mit Joghurtdip

1 Banane
1 Apfel
1 Orange
1 Kiwi (ersatzweise Birnen oder Obst der Saison)
1 1/2 Becher Naturjoghurt, 1,5 % Fett (300 g)
2 Päckchen Vanillinzucker

1. Die Früchte putzen und in mundgerechte Stücke schneiden.
2. Den Joghurt mit dem Vanillinzucker verrühren und die Fruchtstücke darin eindippen.

Tipp: Wählen Sie das Obst nach Ihrem eigenen Geschmack und nach Saison aus. Wer den Dip fruchtiger mag, nimmt seine Lieblingssorte fettarmen Fruchtjoghurt.

4. Forellencreme auf Vollkornbrot

2 Tomaten
Forellencreme (den Rest vom 3. kalten Essen)
2 Scheiben Vollkornbrot

1. Die Tomaten waschen und die Stielansätze herausschneiden. 1 Tomate vierteln, die andere in kleine Würfel schneiden.
2. Den Forellendip auf die Vollkornbrote streichen. Die Tomatenwürfel darüberstreuen und die Tomatenviertel dazu servieren.

5. Joghurt mit Banane und Honig

1 1/2 Becher Naturjoghurt, 1,5 % Fett (300 g)
1 Banane
2 EL Honig
4 Walnusshälften

1. Den Joghurt in zwei Schälchen geben. Die Banane schälen, in Stücke schneiden und auf den Joghurt legen.
2. Den Honig über Joghurt und Banane laufen lassen. Die Walnusskerne zerbröseln und darüberstreuen.

6. Toast mit Paprikaringen

1 Paprikaschote
6 Basilikumblätter
3 EL Schmand
Salz
3 Scheiben Toastbrot

1. Die Paprikaschote waschen, Stielansatz herausschneiden und das Fruchtfleisch in hauchdünne Ringe schneiden. Die Trennhäute und Kerne entfernen.
2. Die Basilikumblätter waschen, trockentupfen und fein hacken, mit dem Schmand verrühren und mit Salz abschmecken. Die Brote toasten, mit dem Schmand bestreichen und mit den Paprikaringen belegen.

Tipp: Statt Toast schmeckt auch Vollkornbrot mit Paprikaringen sehr lecker.

7. Müsli mit Apfel und Joghurt

1 Apfel
1/2 Becher Naturjoghurt, 1,5 % (100 g)
1 Becher H-Milch, 1,5 % (200 ml)
1 Becher Frühstücksmüsli

1. Den Apfel vierteln, das Kerngehäuse entfernen und das Fruchtfleisch in kleine Stücke schneiden. Den Joghurt mit der Milch verrühren.
2. Das Müsli auf zwei Schälchen verteilen, die Apfelwürfel darüberstreuen und die Joghurtmilch darübergießen.

Die 3. Woche

Warme Mahlzeiten (1.–7. Tag)

1. Schlemmerfondue

1 Lachsfilet (Tiefkühl, 125 g)
2 Riesengarnelen (Tiefkühl)
3/4 Stange Lauch
1 Paprikaschote
200 g Champignons
3/4 Becher Naturjoghurt, 1,5 % (150g)
2 EL Ketchup
3 EL Zitronensaft
Salz
Pfeffer
1 TL Kräuter nach Belieben
10 Becher Gemüsebrühe, Brühwürfel (2 l)

1. Fisch und Garnelen auftauen lassen. Das Lachsfilet waschen, trockentupfen und in Würfel schneiden. Die Garnelen abbrausen.
2. Den Lauch putzen und in Ringe schneiden. Die Paprikaschote waschen, Stielansatz und Trennhäute wegschneiden und die Paprika in Stücke schneiden. Die Champignons putzen.
3. Gemüse, Garnelen und Fisch auf einer Platte anrichten.

4. Den Joghurt mit dem Ketchup und dem Zitronensaft verrühren. Mit Salz, Pfeffer und Kräutern abschmecken.
5. Die Brühe in einem Fonduetopf zum Kochen bringen und auf ein Fonduestövchen stellen. Zutaten nach Herzenslust aufspießen, in der Brühe garen und mit dem Dip genießen.

Tipp: Dieses schlanke Schlemmeressen schmeckt auch Gästen. Für die können Sie den Dip aber ruhig etwas üppiger – mit Crème fraîche – zubereiten.

2. Riesengarnelen in Orangensauce auf Spaghetti

10 Riesengarnelen (Tiefkühl, ca. 100 g)
250 g Spaghetti
Salz
1/2 Stange Lauch
1/2 Becher Orangensaft (100 ml)
1/2 Becher Wasser (100 ml)
1 TL Honig
1 Orange
2 TL Schmand
Pfeffer

1. Die Garnelen mit kaltem Wasser abspülen und in einem Sieb auftauen lassen.
2. Die Spaghetti in Salzwasser nach Packungsaufschrift bissfest kochen. Den Lauch putzen und in Ringe schneiden. Mit dem Orangensaft, dem Wasser, etwas Salz und dem Honig in eine Pfanne geben und ca. 10 Minuten dünsten.
3. Die Orange schälen, die Filets aus den Trennhäuten schneiden und in Stücke schneiden. Die Garnelen zum Lauch geben und ca. 3 Minuten mit köcheln lassen.
4. Den Schmand unterrühren und die Sauce mit Salz und Pfeffer abschmecken. Die Orangenfilets untermischen und warm werden lassen. Die Sauce mit den Spaghetti servieren. Mit Pfeffer bestreuen.

Tipp: Außerhalb der Saison lässt man die Orangenfilets einfach weg. Wer Safran zu Hause hat, verfeinert die Sauce damit!

3. Nudeln mit Pilzen

250 g Nudeln (Penne oder Fusili)
Salz
1/4 Stange Lauch
200 g Champignons
4 Stängel Petersilie oder Kräuter nach Belieben
1 EL Olivenöl
1 Gemüsebrühwürfel
1/2 Becher H-Milch, 1,5 % (100 ml)
Pfeffer

1. Die Nudeln in reichlich Salzwasser nach Packungsaufschrift bissfest kochen.
2. Den Lauch putzen, waschen und in Ringe schneiden. Die Pilze putzen und klein schneiden. Die Petersilie waschen, trockenschleudern und fein hacken.

3. Das Öl in einer Pfanne erhitzen und den Lauch darin ca. 4 Minuten andünsten. Die Pilze zugeben und 3–4 Minuten bei großer Hitze braten. Den Brühwürfel zugeben und unter Rühren auflösen, die Milch zugießen und 2/3 der Kräuter untermischen.

4. Die Nudeln mit den Pilzen servieren. Mit den restlichen Kräutern und Pfeffer bestreuen.

Tipp: Im Herbst bereiten Sie die Nudeln mit frischen Pfifferlingen zu.

4. Thunfisch-Crêpes

1 Ei
1/4 Becher Wasser (50 ml)
1/2 Becher H-Milch, 1,5 % (100 ml)
4 EL Mehl
Salz
1 EL Olivenöl
1 Dose Thunfisch im eigenen Saft (125 g)
1 Tomate
2 EL Naturjoghurt, 1,5 %
4 Eisbergsalatblätter

1. Das Ei mit dem Wasser, der Milch, dem Mehl und etwas Salz zu einem glatten Teig verrühren. 10 Min. quellen lassen.

2. Das Öl in einer beschichteten Pfanne erhitzen und aus dem Teig darin nacheinander zwei Crêpes ausbacken.

3. Den Thunfisch abtropfen lassen. Die Tomate waschen, den Stielansatz herausschneiden und das Fruchtfleisch würfeln. Die Crêpes mit dem Joghurt bestreichen, die Salatblätter darauflegen, den Thunfisch und die Tomatenwürfel darauf verteilen.

5. Lachs-Spinat-Auflauf

125 g Lachsfilet (Tiefkühl)
200 g Nudeln (Penne oder Fusili)
Salz
250 g Tiefkühl-Spinat
2 EL Butter
Pfeffer

1. Das Lachsfilet auftauen lassen.

2. Die Nudeln in Salzwasser bissfest kochen. Abtropfen lassen. Den Backofen auf 200° vorheizen.

3. Den Spinat in einem Topf bei milder Hitze oder in der Mikrowelle auftauen. Das Lachsfilet in Würfel schneiden.

4. Eine Auflaufform mit Butter einfetten. Die Hälfte der Nudeln in der Form verteilen. Die Hälfte des Spinats darauf verteilen. Die Lachsstücke darüberlegen, mit Salz und Pfeffer würzen. Mit den restlichen Nudeln bedecken und den restlichen Spinat darauf verteilen. Den Auflauf mit Alufolie abdecken und im Ofen ca. 30 Minuten garen.

Tipp: Vergessen, den Lachs aus der Tiefkühltruhe zu nehmen? Wenn Sie das eingepackte Lachsstück in kaltes Wasser legen, taut es in weniger als einer halben Stunde auf.

6. Möhrensuppe mit Buttercroûtons

300 g Möhren
1/2 Stange Lauch
1 1 /2 Becher Gemüsebrühe, Brühwürfel (300 ml)
1 Scheibe Toast
1 EL Butter
2 EL Zitronensaft
Salz

1–2 EL Kräuter nach Belieben (z. B. Basilikum, Petersilie, Dill, Thymian)
50 g Putenbrust in Scheiben

1. Die Möhren putzen und in Stücke schneiden. Den Lauch putzen und in Ringe schneiden. Beides in der Gemüsebrühe 15–20 Minuten köcheln lassen.

2. Den Toast in Würfel schneiden. Die Butter in einer beschichteten Pfanne zerlassen und die Brotwürfel darin rundherum goldbraun braten.

3. Die Suppe pürieren, mit Zitronensaft, Salz und Kräutern abschmecken. Die Putenbrust klein schneiden und mit den Croutons über die Suppe streuen.

Tipp: Wer's mal ganz eilig hat, kocht sich die Suppe nach dem gleichen Rezept, nimmt aber statt Möhren 2 kleine Flaschen Möhrensaft. Zusätzliche Flüssigkeit ist dann nicht mehr nötig, statt dessen wird der Brühwürfel in dem Saft aufgelöst. Die übrigen Möhren einfach zwischendurch knabbern!

7. Hähnchen mit Nudeln in Currycreme

200 g Möhren
2 küchenfertige Hähnchenbrustfilets
    (Tiefkühl, 250 g)
1 EL Olivenöl
1 TL Butter
1 EL Honig
2 EL Zitronensaft
Salz
200 g Nudeln (Penne oder Fusili)
1/2 TL Curry
1/2 Becher H-Milch, 1,5 % (100 ml)
Pfeffer
1 TL Ketchup

1. Wasser für die Nudeln in einem großen Topf zum Kochen bringen. Die Möhren putzen und in Stifte schneiden.

2. Das Öl in einer Pfanne erhitzen und die Hähnchenbrust darin von jeder Seite 10–12 Minuten garen.

3. Die Möhren mit der Butter, 4 EL Wasser, dem Honig, dem Zitronensaft und etwas Salz zum Kochen bringen, Hitze reduzieren und die Honigmöhren in etwa 10 Minuten bissfest garen. 1–2 TL Salz ins kochende Nudelwasser geben und die Nudeln darin nach Packungsaufschrift kochen.

4. Das Hähnchenfleisch aus der Pfanne nehmen. Den Curry in die Pfanne streuen und kurz anrösten. Mit der Milch ablöschen und die Sauce mit Salz, Pfeffer und Ketchup abschmecken. Das Fleisch mit den Nudeln, der Sauce und den Möhren servieren.

Kalte / kleine Mahlzeiten (1.–7. Tag)

1. Eisbergsalat mit Orange und Putenbrust

1/3 Eisbergsalat
1 Orange (ersatzweise Früchte der Saison
  oder Mandarinen aus der Dose)
2 EL Schmand
1 EL Honig
3 EL Orangensaft
1 TL Essig
Salz
Salatkräuter
50 g Champignons
50 g Putenbrust in Scheiben
6 Walnusshälften
Pfeffer

1. Den Eisbergsalat vom Strunk lösen, die Blätter waschen. Die Orange schälen und die Filets aus den Trennhäuten schneiden.
2. Den Schmand mit dem Honig, dem Orangensaft und dem Essig in einer großen Salatschüssel verrühren. Mit Salz und Salatkräutern abschmecken. Den Eisbergsalat in mundgerechte Stücke zupfen, in die Schüssel geben und mit der Sauce vermischen. Den Salat auf Teller geben.
3. Die Pilze putzen und in feine Scheiben schneiden, die Putenbrust in Streifen schneiden, die Walnusshälften grob hacken. Alles über den Salat streuen. Die Orangenfilets darauf verteilen und frisch gemahlenen Pfeffer darüberstreuen.

Tipp: Waschen Sie den ganzen Eisbergsalat gleich zu beginn der Diät, und stellen Sie ihn in einem Sieb in den Kühlschrank. So hält er sich frisch, Sie haben ihn immer griffbereit und können ihn auch mal zwischendurch knabbern oder mit auf ein Brot legen.

Die 3. Woche

2. Crostini mit Tomaten und Pilzen

2 Tomaten
1 Knoblauchzehe
8 Basilikumblätter oder Kräuter nach Belieben
Salz
Pfeffer
6 Champignons
4 Scheiben Toastbrot
2 EL Olivenöl

1. Den Backofen auf 220° vorheizen. Die Tomaten waschen, die Stielansätze herausschneiden und das Fruchtfleisch fein würfeln. Die Knoblauchzehe zu den Tomaten pressen. Die Basilikumblätter waschen, trockentupfen und fein hacken, zu den Tomaten geben, mit Salz und Pfeffer abschmecken.
2. Die Champignons putzen und in feine Scheiben schneiden. Erst die Pilze, dann die Tomatenwürfel auf den Toastscheiben verteilen, mit dem Öl beträufeln und im Ofen auf der obersten Schiene in ca. 5–7 Minuten knusprig backen.

3. Salat-Mix mit Forellencremetoast

1 Pckg. Blattsalat-Rohkostmix (200 g)
1 EL Olivenöl
1 EL Essig
2 EL Senf
1 EL Salatkräuter oder Kräuter nach Belieben
3 Stängel Petersilie oder andere frische Kräuter
1 Pckg. geräucherte Forellenfilets (125 g)
2 EL Schmand
2 EL Zitronensaft
2 Scheiben Toastbrot

1. Den Salat waschen und in einem Sieb abtropfen lassen. Das Öl mit dem Essig, 1 1/2 EL Senf, 2 EL Wasser und den Kräutern verrühren. Den Salat in dem Dressing wenden und auf zwei Teller verteilen.
2. Die Petersilie waschen, trockentupfen und die Blättchen von den Stängeln zupfen. Das Forellenfilet mit dem restlichen Senf, dem Schmand, dem Zitronensaft und den Petersilienblättchen pürieren. Die Hälfte der Forellencreme fürs nächste Frühstück beiseite stellen.
3. Die Brote toasten und mit der übrigen Forellencreme bestreichen. Zum Salat servieren.

4. Eiersalat mit Krabben

2 Eier
50 g Krabben
1 Dose Mandarinen (175 g Abtropfgewicht)
1 Stängel Dill oder Petersilie oder Kräuter
  nach Belieben
1/4 Becher Naturjoghurt, 1,5 % (50 g)
Salz
1/2 TL Curry
2 Scheiben Toastbrot

1. Die Eier hart kochen, abschrecken, pellen und in Würfel schneiden.
2. Die Krabben in ein Sieb geben, kalt abspülen und abtropfen lassen. Die Mandarinen abtropfen lassen, 5 EL Saft auffangen. Die Kräuter waschen und trockentupfen, die Blättchen von den Stängeln zupfen und fein hacken. Mit dem Joghurt vermischen und mit etwas Salz, dem Curry und dem Mandarinensaft abschmecken. Die Krabben mit den Mandarinenfilets und den Eiern unter den Joghurt mischen. Die Toastbrote rösten und zu dem Salat servieren.

Tipp: Wem die Mandarinen im Salat zu süß sind, nimmt nur die halbe Dose und isst die restlichen Früchte zum Nachtisch.

5. Hähnchen-Sandwich

1 küchenfertiges Hähnchenbrustfilet (Tiefkühl,
  125 g)
1 TL Olivenöl
2 EL Schmand
1 EL Ketchup
4 Scheiben Toastbrot
2 kleine Tomaten
Salz
4 Blätter Eisbergsalat

1. Das Öl in einer Pfanne erhitzen und das Hähnchenfleisch darin von jeder Seite ca. 10–12 Minuten braten.
2. Inzwischen den Schmand mit dem Ketchup verrühren. Zwei Scheiben Toastbrot damit bestreichen. Die Tomaten waschen, die Stielansätze herausschneiden und das Fruchtfleisch in Scheiben schneiden. Auf die bestrichenen Brote legen, leicht salzen. Die Salatblätter darauflegen.

3. Das Hähnchenfleisch in dünne Scheiben schneiden und auf die Brote legen. Die beiden übrigen Toastscheiben daraufsetzen. Die Sandwiches fest zusammendrücken und diagonal halbieren.

Tipp: Sie können die Hähnchenbrust auch vorbraten und kalt aufs Sandwich legen. Wer's eilig hat, belegt das Sandwich mit Putenbrustaufschnitt oder Thunfisch aus der Dose (nur den im eigenen Saft!).

6. Knäcke mit Putenbrust, Apfel und Meerrettich

1 säuerlicher Apfel
2 EL Schmand
1 Msp. Curry
1/2 TL Honig
Salz
4 Scheiben Knäckebrot
4 Scheiben Putenbrust (100 g)

1. Den Apfel schälen, das Kerngehäuse mit einem Apfelausstecher entfernen, den Apfel in dünne Scheiben schneiden.
2. Den Schmand mit Curry und dem Honig verrühren, leicht salzen. Das Knäckebrot damit bestreichen, die Putenbrustscheiben und die Apfelringe darauflegen.

7. Vollkornbrot mit Senf und Ei

2 Eier
2 Scheiben Vollkornbrot
2 TL Senf
2 EL frische oder getrocknete Kräuter
 (z. B. Schnittlauch oder Petersilie)

1. Die Eier hart kochen, abschrecken und pellen. Die Vollkornbrote mit Senf bestreichen.
2. Die Eier in Scheiben schneiden und das Brot damit belegen. Mit Kräutern bestreuen.

Tipp: Wer frische Kresse bekommt, bestreut das Brot statt mit Kräutern damit.

Die 4. Woche:
Entwässern mit viel
Reis, Obst & Gemüse

Nun – ganz angeregt und mit viel Schwung aus der dritten Woche unterwegs zur Traumfigur? Vielleicht vor lauter Spaß etwas langsamer abgenommen? Keine Sorge, die Woche wird es ausgleichen. Denn sie bringt den Wasserhaushalt Ihres Körpers in Schwung. Sie wissen: Salz, also Natrium-Chlorid, bindet Wasser im Körper. Kalium ist der Gegenspieler von Natrium und schwemmt das Wasser wieder aus dem Körper. Reis, Obst und Gemüse enthalten viel Kalium. Deshalb werden Sie in dieser Woche rasant Gewicht abbauen – wenn es auch teilweise nur Flüssigkeit ist. Das tut gerade in der vierten Woche gut. Denn normalerweise tritt dieser Effekt am Anfang ein. Durch die üppigen Portionen wird er in der ersten Woche etwas gebremst. Aber jetzt können Sie ein wenig Bewegung im Kilobereich gebrauchen. Das motiviert zur Halbzeit ungemein. Wichtig: Sie sollten die pikanten Gerichte nicht zu kräftig salzen, denn dann verliert der Reis seine Entwässerungskraft. Eine Hilfe dabei ist Sojasauce, denn sie würzt bei sparsamer Dosierung viel intensiver als Salz. Flüssige Speisewürze hat eine ähnliche Würzkraft, aber einen manchmal doch etwas penetranten Geschmack. (Liebe Gebrüder Albrecht – ich wünsche mir Sojasauce im Aldi-Sortiment. Und dafür lieber ein paar Pullis weniger ...) Doch zurück zum Reis: Sie können ihn für 2–3 Tage auf Vorrat kochen – wer mag, auch in Gemüsebrühe statt Wasser. Dann aber ganz auf das Salz verzichten. Für die einzelnen Mahlzeiten wird er in der Mikrowelle erhitzt oder in einer beschichteten Pfanne mit 2 EL Wasser aufgebraten bzw. – je nach Rezept – kalt verwendet. Ich habe mich für parboiled Reis entschieden. Er wird mit heißem Wasserdampf behandelt, so dass seine Mineralstoffe und Vitamine ins Korn wandern – es nimmt dabei eine dunklere Farbe an. Abschließend wird der Reis geschält: Die kostbaren Nährstoffe sind im Korn, der Reis verliert allerdings Ballaststoffe. Aber das wollen wir nicht so streng nehmen – Vollkornreis ist nun mal nicht jedermanns Sache. Parboiled Reis hat aber auch praktische Vorzüge: Er ist schon in 15 Minuten gar – und er bleibt körnig, was auch immer Sie mit ihm anstellen! Ihre Stäbchen sollten Sie also stecken lassen. Und bitte den Reis nie wie Nudeln kochen: immer im Topf trocken erhitzen (Nicht-Diätler dürfen einen Stich Butter zugeben) und mit der doppelten Menge Flüssigkeit aufgießen, würzen, aufkochen lassen und mit geschlossenem Deckel bei kleiner Hitze quellen lassen. Übrigens: Früher kochte man immer eine kleine Zwiebel mit – schmeckt köstlich und gehört zu den erlaubten Genüssen!

Und wie sieht diese Woche das Begleitprogramm aus? Natürlich auch entwässernd. Also Saunabesuche – wenn es geht, mit kurzem Schwimm vorweg. Wer zu Hause keine Sauna hat, kann seinen Körper auch anders auf Trab bringen: Salzbäder wirken da Wunder – aber bitte nur, wenn der Kreislauf stabil ist. Das gilt auch für Saunabesuche. Für ein entwässerndes Salzbad 1,5 kg Salz (bei Aldi ja ganz erschwinglich) in einem heißen Vollbad lösen. Die Temperatur sollte etwa 37 bis 39 Grad betragen – wer's verträgt, darf auch heißer baden. Nach 15–20 Minuten in eine warme Decke gewickelt im Bett schwitzen! Und danach den ganzen Körper mit einer gehaltvollen Lotion oder Öl massieren. Beides – Sauna und Salzbad – hat über das Schwitzen nicht nur Flüssigkeitsverlust, sondern auch eine gewisse Entgiftung zur Folge. Über die Haut werden nämlich auch Abbauprodukte ausgeschieden. Das ist gerade während einer Gewichtsabnahme wichtig, denn der Körper baut ja Substanz ab und muss sie loswerden.

Ebenso wichtig ist es aber gerade dann, ausreichend zu trinken. Kräuter- oder Früchtetees sind wunderbar, doch reines Leitungswasser tut es auch. Es schmeckt am besten gut gekühlt oder knallheiß. Finden Sie heraus, wie es Ihnen am besten schmeckt. Wer's heiß mag, sollte immer eine Thermoskanne bereithalten.

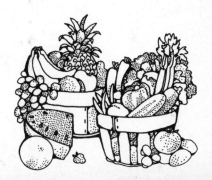

Und wer's kühl liebt, stellt eine frisch abgefüllte Flasche in den Kühlschrank. Auch Bitzelwasser aus der Sodamaschine ist empfehlenswert, denn die Kohlensäure regt an und erfrischt. Bei Mineralwasser sollten Sie darauf achten, dass es nicht zuviel Natrium enthält: Mehr als 20 mg Natrium killt die entwässernde Wirkung des Kaliums.

Nach all den anstrengenden Saunagängen und Salzbädern müssen Sie sich nicht zu viel Bewegungsstress zumuten. Ab und zu eine kleine Gymnastik, ein Spazierlauf ... und das wär's.

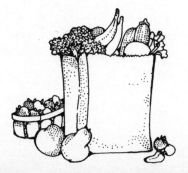

Die Einkaufsliste für die 4. Woche

Frisches Obst/Gemüse
1 frische Ananas oder 2 Dosen Ananas in Stücken
1 Galia-Melone (ersatzweise eine andere Melonensorte oder Ananas oder Orangen)
1 kg Bananen (Sie brauchen 3 Stück, den Rest können Sie zwischendurch essen)
1 Salatgurke
500 g grüne Bohnen
1 kleiner Eisbergsalat
3 Paprikaschoten
300 g frischer Brokkoli (ersatzweise tiefgekühlt)
1 Stange Lauch
500 g Champignons
1 kg Tomaten (Sie brauchen 5 Stück, den Rest können Sie zwischendurch essen)
1 kg Möhren (Sie brauchen 400 g, den Rest können Sie zwischendurch knabbern)

Kühltheke
1 Pckg. Magerquark, 250 g
2 Becher Naturjoghurt, 1,5 %, à 500 g
1 Schälchen Krabben, 100 g Abtropfgewicht
1 Pckg. Hüttenkäse, 250 g
1 Pckg. Räucherlachs, 200 g

Tiefkühl-Produkte
1 kg Rotbarschfilets (Sie brauchen 7 Filets,
   den Rest bitte einfrieren)
1 Pckg. Lammsteaks, 500 g
1 Pckg. Lachsfilets, 250 g
1 Pckg. Riesengarnelen, 250 g

Haltbare Produkte
1 Pckg. gehackte Mandeln
1 Dose Mandarinen (Abtropfgewicht 175 g)
2 Pckg. USA parboiled Reis

Brot und Gebäck
12 Scheiben Knäckebrot

Aus dem Vorrat
Salz
Pfeffer
ca. 150 ml Öl
1 1/2 EL Essig
8 EL Honig
1 Päckchen Vanillinzucker
3 Becher Gemüsebrühe (600 ml)
1 Hähnchenbrustfilet (Tiefkühl, 125 g von
   der Vorwoche)
2 Scheiben Toastbrot (von der Vorwoche)
Ketchup

5 EL H-Milch, 1,5 %
5 Knoblauchzehen
Curry
4 Zitronen
2 Zwiebeln

Sonstiges/Gewürze (kann man notfalls in den Rezepten weglassen)
1 Bund Dill oder getrocknete Dillspitzen
2 Bund Petersilie oder getrocknete Petersilie
1 EL Kräuter nach Belieben oder getrocknete
   Gartenkräuter
1 Stück Ingwerwurzel (ca. 4 cm) oder Ingwerpulver
1 kleine Flasche Sojasauce oder flüssige Speisewürze

Was ich noch zusätzlich mag
Obst, Knabbergemüse, freigegebener
Naschkram, bestimmte Gewürze

Der Speiseplan für die 4. Woche

1. Tag:
Frühstück Honigquark mit Banane
warm Fischstückchen mit Früchtereis und Dip
kalt Pilzsalat mit Knoblauch

2. Tag:
Frühstück Vollkornbrot mit Bananen-Ananas-Aufstrich
warm Hähnchen mit Brokkoli und Pilzen
kalt Garnelenspieße auf Salat

3. Tag:
Frühstück Hüttenkäse mit Melone
warm Fisch mit Tomaten und Kräutern
kalt Reissalat mit Krabben und Ananas

4. Tag:
Frühstück Kräuterquark auf Knäcke
warm Lamm mit Joghurt
kalt Lachsstücke mit süß-sauren Gurken

5. Tag:
Frühstück Joghurt mit Fruchtpüree
warm Fisch auf Paprikagemüse
kalt Bohnen mit Knoblauch und Mandeln

6. Tag:
Frühstück Obstsalat
warm Gemüsereispfanne mit Lamm
kalt Räucherlachs mit Ingwer und Honig

7. Tag:
Frühstück Räucherlachs mit Melone
warm Fischsuppe
kalt Honig-Möhren

Die Rezepte für die 4. Woche

(jeweils für 2 Personen)

Frühstück (1.–7. Tag)

1. Honigquark mit Banane

3/4 Becher Magerquark (150 g)
5 EL H-Milch, 1,5 %
2 EL Honig
1 Banane

1. Den Quark mit der Milch und dem Honig verrühren.
2. Die Banane schälen, in Stücke schneiden, auf zwei Schälchen verteilen und den Quark daraufgeben.

2. Vollkornbrot mit Bananen-Ananas-Aufstrich

1 Banane
1 EL Ananasstücke (frisch oder aus der Dose)
2 EL Hüttenkäse
2 Scheiben Vollkornbrot

1. Die Banane schälen. Hälfte mit den Ananasstücken pürieren.
2. Die Vollkornbrote erst mit dem Hüttenkäse, dann mit dem Fruchtaufstrich bestreichen. Die restliche Banane in Stücke schneiden und dazu essen.

3. Hüttenkäse mit Melone

1/8 Galia-Melone
150 g Hüttenkäse
4 Scheiben Knäckebrot
1 1/2 EL Honig

1. Die Melone entkernen, schälen und in kleine Stücke schneiden.
2. Den Hüttenkäse auf die Knäckebrote streichen, den Honig darüberlaufen lassen. Die Melonenstücke auf den Knäckebroten verteilen oder dazu essen.

Die 4. Woche

4. Kräuterquark auf Knäcke

2 Stängel Dill oder andere frische Kräuter
1/4 Salatgurke
1/2 Becher Magerquark (100 g)
2 EL Wasser
Salz
Pfeffer
4 Scheiben Knäckebrot

1. Den Dill waschen, trockentupfen, von den Stängeln zupfen und hacken. Die Salatgurke schälen und in Scheiben schneiden.
2. Den Quark mit dem Wasser verrühren. Den Dill untermischen und den Quark mit Salz und Pfeffer abschmecken. Auf die Knäckebrote streichen. Die Gurkenscheiben dazu essen oder darauflegen.

5. Joghurt mit Fruchtpüree

2 Becher Naturjoghurt, 1,5 % (400 g)
3 EL Ananasstücke (frisch oder aus der Dose)
3 EL Galia-Melonenstückchen
1 TL Honig

1. Den Joghurt auf 2 Schälchen verteilen.
2. Die Fruchtstücke mit dem Honig pürieren und das Püree auf den Joghurt geben.

6. Obstsalat

1 Dose Mandarinen (Abtropfgewicht 175 g)
1/8 Galia-Melone
1 Banane
2 EL Ananasstücke (frisch oder aus der Dose)
3/4 Becher Naturjoghurt, 1,5 % (150 g)
1 Päckchen Vanillinzucker

1. Die Mandarinen mit dem Saft in eine Schüssel schütten. Die Melone schälen, Kerne entfernen und das Fruchtfleisch in Würfel schneiden. Die Banane schälen und in Stücke schneiden.
2. Melone, Banane und Ananas zu den Mandarinen geben und alles gut vermischen. Auf zwei Schälchen verteilen.
3. Den Joghurt mit dem Vanillinzucker verrühren, über den Obstsalat geben und sofort genießen.

7. Räucherlachs mit Melone

1/2 Galia-Melone
100 g Räucherlachs

1. Die Melone entkernen, in Spalten schneiden und schälen.
2. Den Räucherlachs über die Melonenspalten legen.

Warme Mahlzeiten
(1.–7. Tag)

1. Fischstückchen mit Früchtereis und Dip

2 Rotbarschfilets, (Tiefkühl)
1 Becher Reis
Salz
3 EL Ananasstücke (frisch oder aus der Dose)
2 EL Joghurt, 1,5 %
2 EL gehackte Mandeln
Curry
1 EL Öl

1. Die Fischfilets auftauen lassen.
2. Den Reis in 2 Bechern Salzwasser nach Packungsaufschrift garen.
3. 2 EL Ananasstücke mit dem Joghurt und 1 TL Mandeln pürieren. Mit Salz und Curry abschmecken.
4. Die Fischfilets abwaschen, trockentupfen und in mundgerechte Stücke schneiden. Das Öl in einer beschichteten Pfanne erhitzen. Den Fisch salzen und rundherum in ca. 5 Minuten braten.

5. Inzwischen die restlichen Mandeln in einer beschichteten Pfanne goldbraun rösten. Die restlichen Ananasstücke klein schneiden und mit dem Reis zu den Mandeln geben. Die Fischstückchen mit dem Dip und dem Reis servieren.

Tipp: Wer Semmelbrösel und Ei im Vorrat hat, wendet die Fischstücke erst im Ei und dann in den Semmelbröseln.

2. Hähnchen mit Brokkoli und Pilzen

1 Hähnchenbrustfilet (Tiefkühl, 125 g)
150 g frischer Brokkoli (ersatzweise tiefgekühlt)
125 g Champignons
2 Tomaten
1 cm Ingwerwurzel (nach Belieben)
Salz
Pfeffer
1 Becher Reis
1 EL Öl
1/2 Becher Gemüsebrühe (100 g)
1 EL Zitronensaft
2 EL Sojasauce

1. Das Fleisch auftauen lassen.
2. Den Brokkoli putzen und in kleine Röschen zerteilen. Die Pilze putzen. Die Tomaten waschen, die Stielansätze herausschneiden und das Fruchtfleisch klein würfeln. Die Ingwerwurzel schälen und fein hacken. Das Fleisch abwaschen, trockentupfen, leicht salzen und pfeffern und in Streifen schneiden. Den Reis in 2 Bechern Salzwasser nach Packungsaufschrift garen.
3. Das Öl in einer beschichteten Pfanne erhitzen. Das Fleisch darin von jeder Seite etwa 4 Minuten braten, aus der Pfanne nehmen und beiseite stellen. Die Brokkoliröschen und den Ingwer in die Pfanne geben, kurz anbraten, die Hälfte der Brühe angießen und ca. 5 Minuten köcheln lassen. Die Pilze zugeben, 3 Minuten bei großer Hitze mitschmoren. Die Tomatenwürfel und die restliche Brühe zugeben, kurz mitschmoren und das Ganze mit dem Zitronensaft, der Sojasauce, Salz und Pfeffer abschmecken.

3. Fisch mit Tomaten und Kräutern

2 Rotbarschfilets, (Tiefkühl)
1 Becher Reis
Salz
2 Tomaten
1 Stängel Dill oder andere frische Kräuter
1 Stängel Petersilie oder andere frische Kräuter
1 Knoblauchzehe
1 EL Zitronensaft
1 EL Sojasauce oder 1/4 TL Salz
150 g Brokkoli (frisch oder tiefgekühlt)
1 EL Öl

1. Den Fisch auftauen lassen.
2. Den Reis in 2 Bechern Salzwasser nach Packungsaufschrift garen.
3. Die Tomaten waschen, die Stielansätze herausschneiden und das Fruchtfleisch einer Tomate vierteln, das der anderen fein würfeln. Den Dill und die Petersilie waschen, trockentupfen, von den Stängeln zupfen, mit der Knoblauchzehe, dem Zitronensaft, der Sojasauce und den Tomatenvierteln pürieren.
4. Den Brokkoli putzen und in Röschen zerteilen. In etwas Salzwasser bissfest garen.
5. Das Öl in einer beschichteten Pfanne erhit-

zen und die Fischfilets hineinlegen. Die Tomatenpaste darauf verteilen und den Fisch zugedeckt ca. 15 Minuten garen. Die restlichen Tomatenwürfel zum Schluss kurz in der Pfanne erhitzen. Den Fisch mit dem Reis, den Tomaten und dem Brokkoligemüse servieren.

4. Lamm mit Joghurt

200 g Lammsteaks, (Tiefkühl)
1 Becher Reis
Salz
1 cm Ingwerwurzel (nach Belieben)
1 EL Öl
1 Zwiebel
1 TL Curry
1 Becher Naturjoghurt, 1,5 % (200 g)
3 EL Ananasstücke (frisch oder aus der Dose)

1. Das Fleisch auftauen lassen. Den Reis in 2 Bechern Salzwasser nach Packungsaufschrift garen.
2. Die Marinade vom Fleisch abwaschen. Das Fleisch trockentupfen, in Streifen schneiden und salzen. Den Ingwer schälen und fein würfeln.

3. Das Öl in einer beschichteten Pfanne erhitzen. Das Fleisch mit dem Ingwer darin ca. 4 Minuten rundherum anbraten. Die Zwiebel schälen, fein würfeln, zum Fleisch geben und ca. 4 Minuten mitdünsten.

4. Den Curry darüberstreuen, kurz mitschmoren, dann den Joghurt dazurühren und kurz aufkochen. Die Ananasstücke zugeben. Zugedeckt 5 Minuten schmoren lassen und mit Salz abschmecken.

5. Fisch auf Paprikagemüse

2 Rotbarschfilets (Tiefkühl)
1 Becher Reis
1 1/2 Paprikaschoten
1/2 Stange Lauch
Salz
Pfeffer
Zitronensaft
2 Stängel Petersilie oder andere frische Kräuter

1. Den Fisch auftauen lassen.
2. Den Reis in 2 Bechern Salzwasser nach Packungsaufschrift garen.
3. Die Paprikaschoten waschen, halbieren,

Stielansatz und Trennhäute entfernen und das Fruchtfleisch in Stücke schneiden. Den Lauch putzen und in Ringe schneiden. Die Fischfilets abwaschen, trockentupfen, mit Salz und Pfeffer würzen und mit Zitronensaft beträufeln. Die Petersilie waschen, trockentupfen, von den Stängeln zupfen und fein hacken.

Das Gemüse mit den Kräutern in eine Pfanne geben. Fischfilets darauflegen und zugedeckt bei mittlerer Hitze etwa 15 Minuten schmoren. Mit dem Reis servieren.

6. Gemüsereispfanne mit Lamm

200 g Lammsteaks (Tiefkühl)
1 Becher Reis
Salz
Pfeffer
1 EL Öl
1 Zwiebel
1 Paprikaschote
1 Tomate
100 g gegarte Bohnen vom 5. kalten Essen

1. Das Fleisch auftauen lassen. Den Reis in 2 Bechern Salzwasser garen.

2. Die Marinade vom Fleisch abwaschen. Das Fleisch trockentupfen, in Streifen schneiden, salzen und pfeffern. Das Öl in einer beschichteten Pfanne erhitzen, das Fleisch darin in ca. 10–12 Minuten braten, herausnehmen und beiseite stellen

3. Die Zwiebel schälen, fein würfeln und in der Pfanne andünsten. Die Paprikaschote waschen, halbieren, Stielansatz und Trennhäute wegschneiden, Fruchtfleisch würfeln. Die Tomate waschen, Stielansatz wegschneiden, Fruchtfleisch würfeln. Beides zu den Zwiebeln geben und 5 Minuten schmoren lassen. Bohnen, Fleisch und Reis untermischen, heiß werden lassen und mit Salz und Pfeffer abschmecken.

7. Fischsuppe

1 Rotbarschfilet (Tiefkühl)
1 Lachsfilet (Tiefkühl)
2 Riesengarnelen (Tiefkühl)
50 g Krabben
1 Möhre
1/2 Stange Lauch
1 EL Öl
3 1/2 Becher Gemüsebrühe (700 ml)
2 EL Sojasauce (ersatzweise etwas Salz)
Pfeffer
1–2 EL Zitronensaft
1–2 Stängel Dill oder Kräuter nach Belieben

1. Die Fischfilets und Garnelen auftauen lassen. Fisch und Garnelen abwaschen und trockentupfen, Krabben abspülen und abtropfen lassen.

2. Die Möhre putzen und in dünne Streifen schneiden. Den Lauch putzen und in feine Ringe schneiden. Das Öl in einem Topf erhitzen, Möhren und Lauch darin 5 Minuten andünsten. Mit Gemüsebrühe aufgießen und ca. 10 Minuten köcheln lassen.

3. Die Fischfilets in Stücke schneiden und in die Brühe geben, ca. 8 Minuten darin ziehen lassen. Nach ca. 5 Minuten die Garnelen zugeben. Die Krabben nur ganz zum Schluss in der Brühe heiß werden lassen. Die Suppe mit Sojasauce, Pfeffer und Zitronensaft abschmecken. Den Dill waschen, trockentupfen, von den Stängeln zupfen und fein hacken, über die Fischsuppe streuen.

Die 4. Woche

Kalte / kleine Mahlzeiten (1.–7. Tag)

1. Pilzsalat mit Knoblauch

250 g Champignons
Saft von 1 Zitrone
Salz
2 Stängel Petersilie
2 Knoblauchzehen
2 EL Öl
Pfeffer
2 Scheiben Toastbrot

1. Die Pilze putzen. Gut 1/2 Liter Wasser mit dem Saft von 1/2 Zitrone und 1 TL Salz zum Kochen bringen. Die Pilze darin ca. 5 Minuten sprudelnd kochen. Abtropfen lassen und in Scheiben schneiden.
2. Die Petersilie waschen, trockenschleudern, von den Stängeln zupfen und fein hacken. Den Knoblauch schälen und in Scheiben schneiden. Beides über die Pilze streuen. Mit dem restlichen Zitronensaft und Öl beträufeln, salzen und pfeffern. Mindestens 30 Minuten, besser 1 Stunde durchziehen lassen. Die Brote toasten und zum Pilzsalat reichen.

2. Garnelenspieße auf Salat

8 Riesengarnelen (Tiefkühl)
1/2 kleiner Eisbergsalat
1/2 Paprikaschote
12 Champignons
1/4 frische Ananas oder 1/2 Dose Ananas
  in Stücken
2 1/2 EL Öl
1 1/2 EL Sojasauce (ersatzweise etwas Salz)
1 1/2 EL Essig
1 EL Kräuter nach Belieben

1. Die Riesengarnelen in ein Sieb geben, mit kaltem Wasser abbrausen und auftauen lassen.
2. Die Blätter des Eisbergsalats vom Strunk lösen, waschen und in einem Sieb abtropfen lassen. Die Paprikaschote waschen, den Stielansatz und die Trennhäute wegschneiden, das Fruchtfleisch in mundgerechte Stücke schneiden. Die Pilze putzen. Die frische Ananas in Stücke schneiden. Garnelen, Paprika, Pilze und Ananas abwechselnd auf vier Spieße stecken. Einige Ananasstückchen zum Garnieren beiseite legen.
3. 1 EL Öl in einer beschichteten Pfanne erhit-

zen und die Spieße darin von jeder Seite ca. 7 Minuten braten.

4. Inzwischen das restliche Olivenöl mit der Sojasauce, dem Essig und den Kräutern in einer großen Schüssel verrühren. Den Salat in mundgerechte Stücke zerpflücken, in die Schüssel geben und mit der Sauce vermischen.

5. Den Salat auf zwei Teller verteilen die Garnelenspieße darauflegen. Mit restlichen Ananasstücken garnieren.

3. Reissalat mit Krabben und Ananas

1/2 Becher Reis
Salz
6 Eisbergsalatblätter
6 EL Naturjoghurt, 1,5 %
2 EL Zitronensaft
4 EL Sojasauce (ersatzweise etwas Salz)
50 g Krabben
1 Stück Salatgurke (ca. 5 cm)
2 EL Ananasstücke (frisch oder aus der Dose)
2 Stängel Dill oder andere frische Kräuter
Curry

1. Den Reis in 2 Bechern Salzwasser nach Packungsaufschrift garen und abkühlen lassen. Den Eisbergsalat waschen und abtropfen lassen.

2. Den Joghurt mit dem Zitronensaft und der Sojasauce in einer Schüssel verrühren. Die Krabben in einem Sieb kurz abspülen und abtropfen lassen, die Gurke schälen und in kleine Würfel schneiden. Beides mit den Ananasstücken und dem Reis in die Schüssel geben.

3. Den Dill waschen, trockentupfen, von den Stängeln zupfen und hacken. Zum Salat geben, alles miteinander mischen und mit Salz und Curry abschmecken. Den Reissalat auf den Salatblättern servieren.

4. *Lachsstücke mit süß-sauren Gurken*

125 g Lachsfilet (Tiefkühl)
2 EL Sojasauce (ersatzweise etwas Salz)
1/2 Salatgurke
2 EL Ketchup
2 EL Zitronensaft
1 EL Öl

1. Den Lachs auftauen lassen.
2. Den Lachs waschen, trockentupfen, in Würfel schneiden, mit 1 EL Sojasauce beträufeln und 5 Minuten durchziehen lassen.
3. Die Gurke schälen und in ganz feine Scheiben hobeln. Den Ketchup mit der restlichen Sojasauce und dem Zitronensaft verrühren, die Sauce über die Gurken gießen und miteinander vermischen.
4. Das Öl in einer Pfanne erhitzen und die Lachswürfel darin rundherum in ca. 5 Minuten braten. Zu dem Gurkensalat servieren.

5. *Bohnen mit Knoblauch und Mandeln*

500 g grüne Bohnen
2 Knoblauchzehen
2 EL gehackte Mandeln
1 EL Öl
1/2 Becher Gemüsebrühe (100 ml)
3–4 EL Zitronensaft
Salz
Pfeffer

1. Die Bohnen putzen und in mundgerechte Stücke schneiden. Den Knoblauch schälen und in Scheiben schneiden.
2. Die Mandeln in einer beschichteten Pfanne ohne Fett goldbraun anrösten, aus der Pfanne nehmen und beiseite stellen.
3. Das Öl in der Pfanne erhitzen, den Knoblauch darin andünsten. Die Bohnen zugeben und 5 Minuten zugedeckt mitschmoren. Die Brühe angießen und die Bohnen bissfest garen.
4. Etwa 100 g Bohnen für den Gemüsereis vom 6. Tag beiseite stellen. Die restlichen Bohnen mit Zitronensaft, Salz und Pfeffer abschmecken und mit den gerösteten Mandeln bestreuen. Schmeckt warm und kalt.

6. Räucherlachs mit Ingwer und Honig

100 g Räucherlachs
1/2 cm Ingwerwurzel (nach Belieben)
1 EL Honig
2 EL Zitronensaft
2 Scheiben Toastbrot

1. Den Räucherlachs auf zwei Tellern anrichten.
2. Den Ingwer schälen und in ganz kleine Würfel schneiden. Den Honig mit dem Zitronensaft und dem Ingwer verrühren. Den Lachs damit beträufeln. Das Brot toasten und zum Lachs reichen.

7. Honig-Möhren

300 g Möhren
1 cm Ingwerwurzel (nach Belieben)
1 EL Öl
2 EL Honig
2 EL Zitronensaft
Salz

1. Die Möhren putzen, längs vierteln und in ca. 2–3 cm lange Stifte schneiden. Den Ingwer schälen und in kleine Würfel schneiden.
2. Das Öl in einer beschichteten Pfanne erhitzen und die Möhren mit dem Ingwer darin ca. 20 Minuten bei mittlerer Hitze zugedeckt dünsten.
3. Den Honig unterrühren und flüssig werden lassen. Den Zitronensaft untermischen und die Möhren mit etwas Salz abschmecken. Lauwarm oder kalt genießen.

Die 5. Woche: Schön entspannt mit Obst und Wellness

Gratulation! Sie haben ja schon vier Wochen überstanden! Sind sie zufrieden mit sich und der Welt? Und mit Ihrer Abnahme? Haben Sie Sauna und Salzbad genossen? Fühlen Sie sich wohl in Ihrer Haut? Dann können Sie sich so richtig auf diese Woche freuen. Nach Sauna und Salzbad als kleinem Vorgeschmack geht es in dieser Woche um Beauty und Wellness. Gerade wer ein paar Pfunde zu viel hat, ignoriert mit der Zeit seinen Körper, verliert das Verhältnis zu ihm, nimmt ihm jedes Kilo übel, behandelt ihn so richtig schlecht: selber schuld, blöder Körper, dass Du so fett bist! Dabei hat Körperbewusstsein nicht so viel mit Pfunden zu tun. An italienischen Stränden erlebe ich immer wieder staunend, mit wie viel Grandezza und Selbstbewusstsein üppige Damen auch älteren Jahrgangs ihre Pfunde tragen. Keine Sorge – ich will Ihnen ja nicht den löblichen Wunsch ausreden, ein paar Kilos abzunehmen. Schließlich haben Sie sich ja deshalb dieses Büchlein gekauft. Aber Sie wissen ja: Mehr als 10 % des Körpergewichts in einem Vierteljahr abzunehmen ist absoluter Humbug. Nicht umsonst ist radikale Gewichtsabnahme eines der bedrohlichsten Anzeichen für schlimme Erkrankungen. Sie wissen es selbst: Wenn Sie jemanden sehen, der schwer krank war oder ist, sagen sie nicht etwa bewundernd »Der sieht aber toll aus!«, sondern vielmehr erschrocken: »Der hat aber abgenommen!« Also. Sie sollen nicht rabiat abspecken – das zahlt Ihnen nämlich der Körper heim mit Falten, Haarausfall, trockener Haut, Müdigkeit, Kreislaufproblemen und einer absoluten Gier nach jeder Kalorie. Jojo-Effekt – Sie wissen schon … Das Ziel ist vielmehr: In Schönheit schlank werden – mit Betonung auf Schönheit.

Die erste Voraussetzung dafür ist eine ausreichende Versorgung mit allen wichtigen Nährstoffen: Wer weniger Kalorien zu sich nimmt, braucht trotzdem die fast gleiche Menge Vitamine, Mineralstoffe, Ballaststoffe etc. Jede Kalorie muss also besonders dicht mit diesen wertvollen Substanzen besetzt sein. Und genau das bietet Ihnen die Aldi Diät: Viel Obst und Gemüse, viel Milchprodukte und mageres

Fleisch und Fisch. Dank Tiefkühlsortiment auch beim Wocheneinkauf kein Problem. Außerdem kommen ja ab und zu Nüsse auf den Tisch – die liefern für die Haut wichtige Fette und Vitamine. Was Sie sonst noch tun können? Also, ich habe eine Riesenrecherche gemacht über alle möglichen Pillen, die schöner machen sollen. Aldi hat da leider nicht so gut abgeschnitten: Nur Rundumschläge in Sachen Vitamine, also ACE – die antioxidative Keule. Nachweisbare Wirkungen haben aber nur einige andere Substanzen: Eine Megadosis Biotin wirkt Wunder bei Haaren und Nägeln; Omega-3-Fettsäuren, Vitamin E und Betakarotin tun der Haut wohl; Eisen und Zink der Vitalität. Und – wer weiß – vielleicht wirkt Kieselerde wirklich in Richtung festes Bindegewebe? Aber das schaffen Sie alles ganz locker auch ohne Pillen – mit dem Diätplan. Wenn Sie dazu noch mindestens 2 Liter Flüssigkeit am Tag trinken, sind Sie innerlich auf der sicheren Seite.

Ist das schon alles? Nein, natürlich nicht. Wenden wir uns der Wellness zu. Sie haben bisher auf den Besuch im Kosmetikstudio verzichtet? Bleiben Sie konsequent – verzichten Sie weiter: Das, was die Damen dort mit Ihnen anstellen, können Sie selber. Und die Zutaten gibt es alle bei Aldi. Zum Beispiel für Gesichtspackungen – um der Haut wieder den Knack zu geben.

Packungen werden frisch gemischt, auf Gesicht, Hals und Dekolleté aufgetragen, mit einem feuchten Tuch bedeckt – 30 Minuten ziehen lassen und sich entspannen. Das ist das Wichtigste dabei: sich hinlegen, nette Musik hören, entspannen. Herrlich!

Wer seine Haut nur ein wenig glätten, straffen und erfrischen will: Fein gehobelte Salatgurke auf der Haut wirkt Wunder. Dickhäutige Zeitgenossen nehmen Sauerkraut – das regt außerdem noch die Durchblutung an und schützt mit seiner Milchsäure den »Säureschutzmantel der Haut«. Wenn die Maske aber eher nähren und fit machen soll: 3 EL Magerquark mit 1 EL Zitronensaft, 1 EL Buttermilch und 1 TL Olivenöl mischen.

Und der restliche Körper – kommt auch dran. Wer trockene Haut hat, massiert sich von Kopf bis Fuß mit Olivenöl ein und nimmt dann ein Bad, dem 3 l Buttermilch zugesetzt sind. Wer eher fette, unreine Haut hat, badet mit einem Zusatz von 1/2 Flasche Obstessig und massiert sich vorher kräftig mit Weizenkleie.

Gehen Sie am Ende der Woche einfach mal zum Friseur. Versuchen Sie, einen Yoga-Schnupperkurs zu ergattern. Oder wie wäre es mit einer Massage? Machen Sie sich am Anfang der Woche zwei feste Termine. Den Rest bringen Schönheitsschlaf und leichte Spazierläufe.

Die Einkaufsliste für die 5. Woche

Frisches Obst/Gemüse

1 Honig- oder Galiamelone
1 kg Pfirsiche (4 werden gebraucht, Rest zum so Essen)
4 Kiwis
1 Kopf Lollo Bianco (ersatzweise Lollo Rosso oder Eisbergsalat)
1 Ananas
1 kg Tomaten (6 werden gebraucht, Rest zum so Essen)
1 kg Äpfel (5 werden gebraucht, Rest zum so Essen)
1 Pckg. Paprika-Mix
2 Auberginen (je 300–400 g, ersatzweise 1 kg Zucchini)
2 Pckg. Champignons, wenn möglich in 1 Pckg. mit Chili und Petersilie (je 500 g)
300 g Kartoffeln

Kühltheke

2 Becher Naturjoghurt, 3,5 % Fett
1 Pckg. geräucherter Lachs (200 g)
2 Becher Premium Pfirsich-Joghurt
1 Pckg. Pfeffer-Schinken (100 g)

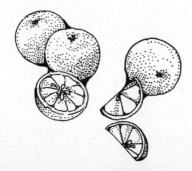

2 Becher Premium Kirsch-Joghurt
1 Pckg. Speisequark, 40 % Fett
1 Pckg. Speisequark mager
1 Pckg. original italienischer Schinken (100 g)
1 Pckg. Zaziki-Quark
1 Pckg. Parmesan am Stück (125 g)
1 Pckg. »Delikate Putenbrust, heißgeräuchert«
   (am besten ein Stück aussuchen, das etwa
   450 g wiegt)
1 Pckg. Krabben (100 g Abtropfgewicht)
1 Pckg. Blattsalat-Rohkost-Mix (200 g)

Tiefkühl-Produkte
1 Pckg. Beerenfrüchte (750 g)
1 Pckg. Hühnerbrustfilets
1 Pckg. Lamm-Steaks
1 Pckg. Bioland-Erbsen (750 g)
1 Pckg. Lachsfilets
1 Pckg. Asiatisches Pfannengemüse (750 g)

Haltbare Produkte
1 Becher Schmand, 24 % Fett
1 Pckg. Kochbeutelreis
1 Pckg. Ravioli Funghi
1 Dose Mais
3 Eier

Brot und Gebäck
1 Pckg. Vollkorntoastbrot
   (davon 1/2 Pckg. gleich einfrieren)
1 Pckg. Roggenvollkornbrot
2 Pckg. längliche Baguette-Brötchen
   (davon 1/2 gleich einfrieren)

Aus dem Vorrat
3 TL Honig
2 Pck. Vanillinzucker
1 Prise Zucker
250 g Vollkorn Früchtemüsli
80 g Haferflocken
150 g Mehl
110 g Walnüsse
75 g Butter
550 ml fettarme H-Milch, 1,5 % Fett
250 ml Kondensmilch, 7,5 % Fett
200 ml Multivitaminsaft
4 EL trockener Weißwein (z. B. Pinot Grigio)
6 Zwiebeln
1–2 Knoblauchzehen
130 ml Sonnenblumenöl
ca. 1 Becher Branntweinessig (200 ml)
1 Zitrone
2 EL Tomatenmark
Salz, Pfeffer

Die 5. Woche

1 TL Curry
3 TL Thymian
5 EL Schnittlauch
2 TL getrockneter Dill
1 Lorbeerblatt
4 TL klare Brühe
3 TL Senf

Was ich sonst noch zusätzlich mag
Obst, Knabbergmüse, freigegebener Naschkram, bestimmte Gewürze ...

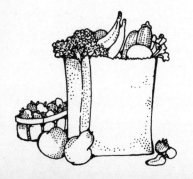

Der Speiseplan für die 5. Woche

1. Tag:

Frühstück	Früchtemüsli mit Joghurt und Melone
warm	Apfel-Hähnchen-Gratin mit Reis
kalt	Marinierte Champignons

2. Tag:

Frühstück	Pfirsich-Kiwi-Salat, Toastbrot mit Lachs
warm	Lamm-Gemüse-Spieß auf Kartoffel-Knoblauchpüree
kalt	Melonenplatte mit Schinken und Parmesan, dazu Baguette-Brötchen

3. Tag:

Frühstück	Pfirsich-Müsli
warm	Pilz-Ravioli mit Paprika-Pilzsauce und Parmesan
kalt	Lollo-Bianco-Salat mit Lachsröllchen

4. Tag:

Frühstück	Vollkornbrot mit Pfeffer-Schinken und Ananas
warm	Kartoffel-Erbsen-Gemüse mit Lachsfilets
kalt	Paprika-Mais-Salat mit Putenbrust

5. Tag:

Frühstück	Hafer-Nuss-Müsli mit Beerenquark
warm	Lamm-Curry mit Ananas-Reis
kalt	Krabben-Gemüse-Creme mit Baguette-Brötchen

6. Tag:

Frühstück	Vollkornbrot mit rohem Schinken, Tomate und Ei
warm	Asia-Geflügel-Pfanne mit Butterreis
kalt	Salat-Mix mit Apfel und Putenbrust

7. Tag:

Frühstück	Kiwi-Apfel-Müsli mit Multivitaminquark
warm	Müslipfannkuchen mit Beerenfrüchten
kalt	Toast Hawaii

Die Rezepte für die 5. Woche
(für jeweils 2 Personen)

Frühstück (1.–7. Tag)

1. Früchtemüsli mit Joghurt und Melone

2 Becher Naturjoghurt, 3,5 % Fett
2 TL Honig
1 Becher Früchtemüsli (100 g)
1/2 Honig- oder Galiamelone
3 EL Walnüsse (30 g)

1. Früchtemüsli in zwei Schälchen geben.
2. Joghurt in einer Schüssel glattrühren, mit Honig süßen. Mit dem Müsli mischen.
Melone halbieren. Kerne mit einem Löffel herauslösen. Melone in Schiffchen schneiden. Mit einem Küchenmesser Fruchtfleisch von der Schale lösen und in mundgerechte Stücke schneiden. Melone auf dem Joghurt verteilen.
3. Walnüsse grob hacken und darüberstreuen.

Die 5. Woche

2. Pfirsich-Kiwi-Salat, Toastbrot mit Lachs

2 Pfirsiche (ersatzweise Erdbeeren)
2 Kiwis
2 EL Zitronensaft
1 Pck. Vanillinzucker
2 Blätter Lollo Bianco
4 Scheiben Vollkorntoastbrot
2 TL Butter
1/2 Pckg. Lachs (100 g)

1. Pfirsiche waschen, halbieren, den Stein entfernen. Fruchtfleisch in mundgerechte Stücke schneiden. Kiwis schälen und in Scheiben schneiden. Zitronensaft und Vanillinzucker dazugeben. Alles mischen und etwas ziehen lassen.
2. Salatblätter waschen, trockenschütteln. Toastbrot im Toaster rösten. Dünn mit Butter bestreichen. Mit Salat und Lachs belegen.

3. Pfirsich-Müsli

2 Pfirsiche
1 Becher Früchtemüsli (100 g)
2 Becher Premium Pfirsich-Joghurt
2 EL Walnüsse (20 g)

1. Pfirsiche waschen, halbieren und den Stein herauslösen. Fruchtfleisch in mundgerechte Stücke schneiden.
2. Müsli mit den Pfirsich-Joghurts mischen. Pfirsiche daraufgeben.
3. Walnüsse hacken, ohne Fett in einer Pfanne rösten, bis sie anfangen zu duften. Sofort aus der Pfanne nehmen. Etwas abkühlen lassen. Müsli mit Walnüssen bestreut servieren.

4. Vollkornbrot mit Pfeffer-Schinken und Ananas

2 Scheiben Vollkorntoastbrot
2 Scheiben Roggenvollkornbrot
3 TL Butter (15 g)
1 Pckg. Pfeffer-Schinken (100 g)
1/4 Ananas
2 Premium Kirschjoghurts

1. Toastbrot im Toaster rösten. Vollkornbrot und Toastbrot dünn mit Butter bestreichen. Mit Schinken belegen.
2. Ananas schälen, »Augen« herausschneiden. Ananas in Stückchen schneiden und zu den Schinkenbroten und dem Joghurt reichen.

Tipp: Wem das mengenmäßig zu viel des Guten ist, der kann einfach den Joghurt oder die Ananasstückchen später essen.

5. Hafer-Nuss-Müsli mit Beerenquark

350 g Beerenfrüchte (Tiefkühl)
1/2 Pckg. Speisequark mit Sahne, 40 % Fett
1/2 Pckg. Speisequark, mager
1/2 Becher fettarme H-Milch, 1,5 % Fett
2 TL Honig
2 EL Walnüsse (20 g)
1 Becher Haferflocken (80 g bis zum
   unteren Rand)

1. Beerenfrüchte über Nacht auftauen lassen.
2. Quark und Milch verrühren. Mit Honig süßen. Beerenfrüchte unterziehen.
3. Walnüsse grob hacken. In einer Pfanne ohne Fett trocken rösten, bis sie anfangen zu duften. Sofort herausnehmen und leicht abkühlen lassen. Mit den Haferflocken mischen.
4. Hafer-Nuss-Müsli in zwei Schälchen geben. Mit Beerenquark überziehen und servieren.

Tipp: Im Sommer mit frischen Erdbeeren oder Heidelbeeren ein Genuss.

6. Vollkornbrot mit rohem Schinken, Tomate und Ei

2 Eier
2 Tomaten
2 Scheiben Roggenvollkornbrot
2 TL Butter (10 g)
1/2 Pckg. original italienischer Schinken
   (4 Scheiben = 50 g)
Salz, Pfeffer

1. Eier in 10 Min. hart kochen. Die Eier abgießen, abschrecken und pellen. Eier in Scheiben schneiden.
2. Tomaten waschen, Stielansatz herausschneiden. Das Fruchtfleisch in Scheiben schneiden.

3. Roggenvollkornbrot dünn mit Butter bestreichen. Mit Schinken (bitte den Fettrand entfernen) und Tomatenscheiben belegen. Tomaten mit Salz und Pfeffer würzen. Eischeiben darauf verteilen und ebenfalls leicht salzen.

7. Kiwi-Apfel-Müsli mit Multivitaminquark

2 Kiwis
1 Apfel
2 EL Walnüsse (20 g)
1 Becher Früchtemüsli (100 g)
1/2 Pckg. Speisequark mit Sahne, 40 % Fett
1/2 Pckg. Speisequark, mager
1 Becher Multivitaminsaft

1. Kiwis schälen, halbieren und in Scheiben schneiden. Apfel waschen, vierteln, Kerngehäuse herausschneiden. Fruchtfleisch quer in Scheiben schneiden. Beides mischen.
2. Walnüsse hacken. Mit dem Früchtemüsli mischen und in zwei Schälchen geben.
3. Beide Quarksorten und Multivitaminsaft glattrühren. Multivitaminquark mit dem Müsli mischen. Früchte darüber geben und sofort servieren.

Tipp: Kiwis enthalten ein eiweißspaltendes Enzym. Wenn Kiwis längere Zeit mit Quark oder Joghurt »in Kontakt« sind, hat das Enzym Zeit, schon mal zu knabbern. Das Resultat: Milchprodukte schmecken widerlich bitter. Deshalb das Müsli wirklich sofort essen. Oder, wenn Sie das Müsli mit zur Arbeit nehmen wollen, die Früchte in einer Extra-Dose transportieren und erst direkt vor dem Essen mischen.

Warme Mahlzeiten (1.–7. Tag)

1. Apfel-Hähnchen-Gratin mit Reis

2 Äpfel
2 Tomaten
1 kleine Zwiebel
1/2 Pckg. Hähnchenbrustfilets
1 TL Sonnenblumenöl
1/2 Becher Schmand
1/2 Becher fettarme H-Milch, 1,5 % Fett (100 ml)
2 EL Tomatenmark
2 EL trockener Weißwein
Salz, Pfeffer
2 TL Thymian
1 Beutel Kochbeutelreis

1. Äpfel waschen, mit einem Ausstecher das Kerngehäuse herausstechen. Äpfel in Scheiben schneiden. Tomaten waschen, Stielansatz herausschneiden, Fruchtfleisch in Scheiben schneiden. Zwiebel abziehen, fein würfeln.
2. Eine Auflaufform mit Sonnenblumenöl einpinseln. Äpfel, Tomaten und Hähnchenbrustfilets nicht übereinander einschichten, sondern quer in »Streifen«.

3. Backofen auf 200° vorheizen. Zwiebeln, Schmand und Milch verrühren. Mit Tomatenmark, Wein, Salz, Pfeffer und Thymian würzen. Über die Hähnchenbrustfilets gießen. Ca. 20 Min. im heißen Ofen backen.
4. Inzwischen den Reis in kochendes Salzwasser geben und in ca. 15 Min. gar kochen. Reis aus dem Kochbeutel entnehmen und zum Apfel-Hähnchen-Gratin servieren.

2. Lamm-Gemüse-Spieß auf Kartoffel-Knoblauchpüree

1/2 Pckg. Lamm-Steaks (Tiefkühl)
1/2 gelbe Paprikaschote
1/4 grüne Paprikaschote
1 Zwiebel
1 Aubergine (300–400 g)
2 Tomaten
1 TL Sonnenblumenöl
1 TL klare Brühe
Salz, Pfeffer
6–7 mittelgroße Kartoffeln (400 g)
1 TL Butter
1/4 Becher fettarme H-Milch
1/2 Pckg. Zaziki-Quark

1. Lamm-Steaks über Nacht auftauen lassen. In mundgerechte Stücke schneiden.
2. Paprikahälfte und -viertel putzen, waschen und in etwa gleich große Stücke wie das Fleisch teilen. Zwiebel abziehen und würfeln. Aubergine putzen und waschen. Tomaten waschen, Stielansätze herausschneiden. Auberginen und Tomaten würfeln.
3. Auf zwei Metallspieße im Wechsel Lamm-Steak und Paprika aufstecken. Mit der Marinade des Lammfleisch bestreichen.
4. Kartoffeln schälen und waschen. Kartoffeln in Salzwasser in 15–20 Min. gar kochen.
5. Gleichzeitig Sonnenblumenöl in einer beschichteten Pfanne erhitzen. Zwiebel darin andünsten. Auberginenwürfel zugeben und leicht anbraten. Etwas Wasser angießen. Auberginen in ca. 15 Min. garen. 5 Min. vor Ende der Garzeit die Tomaten zugeben. Mit klarer Brühe, Salz und Pfeffer würzen.
6. Backofengrill auf 250° vorheizen. Spieße in 5–7 Min. grillen.
7. Kartoffeln abgießen und mit dem Kartoffelstampfer pürieren. Butter, Milch und Zaziki-Quark zugeben. Salzen und pfeffern. Lamm-Spieß auf dem Knoblauch-Püree anrichten und mit Auberginengemüse servieren.

Tipp: Wer das Kartoffelpüree gerne noch »knofeliger« hätte, kann noch eine kleine Knoblauchzehe zugeben. Dazu die Knoblauchzehe abziehen, fein hacken. Mit etwas Salz bestreuen und mit einer Messerklinge zu Mus zerreiben. Zum Kartoffelpüree geben.

3. Pilz-Ravioli mit Paprika-Pilz-Sauce und Parmesan

1 Pckg. Ravioli Funghi
Salz
1 Zwiebel
1 Pckg. Champignons mit Chili und Petersilie
1 rote Paprikaschote
1 TL Sonnenblumenöl
1 TL klare Brühe
Pfeffer
1 EL Schnittlauch
1/2 Becher Kondensmilch, 7,5 % Fett
1/4 Becher grob geriebener Parmesan (25 g)

1. Zwiebel abziehen und würfeln. Champignons putzen, kurz waschen und in Scheiben schneiden. Chili und Paprika halbieren, Kerne und Trennwände entfernen. Chili in feine

Streifen schneiden. Paprika vierteln und quer in Streifen teilen. Petersilie waschen, trockenschütteln, Blättchen abzupfen und fein hacken.

2. Sonnenblumenöl in einer beschichteten Pfanne erhitzen. Zwiebel darin andünsten. Paprika zugeben. Nach 5 Minuten auch die Champignons dazugeben. Sie ziehen rasch Wasser, aber evtl. ist es trotzdem nötig, etwas Wasser zuzugeben. Gemüse in ca. 10 Min. fertig garen. Mit Kondensmilch verfeinern, mit klarer Brühe, Salz, Pfeffer und Schnittlauch würzen. Petersilie zugeben.

3. Inzwischen Salzwasser aufkochen. Ravioli darin in 4–6 Min. gar kochen. Abgießen und mit der Champignon-Paprika-Sauce anrichten. Mit Parmesan bestreut servieren.

4. *Kartoffel-Erbsen-Gemüse mit Lachsfilets*

6–7 mittelgroße Kartoffeln (400 g)
300 g Erbsen (Tiefkühl)
1 TL klare Brühe
1/4 Becher Kondensmilch, 7,5 % Fett (50 ml)
2 TL getrockneter Dill

Salz, Pfeffer
1 Pckg. Lachsfilets (Tiefkühl, 250 g)
1 1/2 EL Citrovin

1. Kartoffeln schälen, waschen und in Würfel schneiden.

2. Kartoffeln knapp mit Wasser bedecken. Aufkochen und ca. 7 Min. köcheln lassen. Erbsen zugeben, evtl. noch etwas Wasser zugeben. Mit Brühe würzen. Zusammen weitere 7 Min. bei schwacher Hitze köcheln lassen. Kondensmilch zugeben. Evtl. noch etwas sämig köcheln lassen. Mit Dill, Salz und Pfeffer abschmecken.

3. Inzwischen die Lachsfilets waschen, mit 1/2 EL Zitronensaft säuern und mit Salz und Pfeffer würzen. Wenig Salzwasser und restl. Zitronensaft aufkochen. Lachsfilets darin pochieren.

4. Dill-Kartoffel-Erbsen-Gemüse mit den Lachsfilets servieren.

5. Lamm-Curry mit Ananas-Reis

1/2 Pckg. Lammsteaks (Tiefkühl, 200 g)
1 Zwiebel
1 Aubergine (300 g)
1 TL Sonnenblumenöl
1 TL klare Brühe
Salz, Pfeffer
1 gestr. TL Curry
1/4 Becher Kondensmilch, 7,5 % Fett (50 ml)
1 Beutel Kochbeutelreis
1/4 Ananas
2 EL Walnüsse (20 g)

1. Lammsteaks über Nacht auftauen lassen. Fleisch in mundgerechte Stücke schneiden.
2. Zwiebel abziehen und würfeln. Aubergine putzen, waschen und in Würfel teilen.
3. Lammfleisch in einer beschichteten Pfanne rundherum kräftig anbraten. Herausnehmen. Sonnenblumenöl zugeben. Zwiebel- und Auberginenwürfel zugeben, rundherum andünsten. Mit klarer Brühe, Salz, Pfeffer und Curry würzen. 1 Becher Wasser angießen und alles in ca. 15 Min. garen.
4. Inzwischen den Reis in kochendes Salzwasser legen und in 15 Min. garen. Ananas schälen, die Augen herausstechen, den Strunk entfernen. Fruchtfleisch in kleine Stücke schneiden. Dabei den Saft auffangen. Walnüsse hacken.
5. Reis abschütten, aus dem Kochbeutel nehmen und mit Ananas, Saft und Walnüssen mischen. Mit dem Lamm-Curry servieren.

6. Asia-Geflügel-Pfanne mit Butterreis

1/2 Pckg. Hähnchenbrustfilets (250 g, Tiefkühl)
1 Beutel Kochbeutelreis
Salz
1 EL Sonnenblumenöl
400 g Asiatisches Pfannengemüse
1 EL Butter
1 EL Schnittlauch

1. Hähnchenbrustfilets leicht antauen lassen. In mundgerechte Stücke schneiden.
2. Reis in kochendes Salzwasser legen und in 15 Min. gar kochen.
3. Inzwischen Sonnenblumenöl in einer beschichteten Pfanne erhitzen. Hähnchenbrustfilets darin rundherum anbraten. Asiatisches Pfannengemüse zugeben und 5–6 Min. braten.

4. Den Reis abtropfen lassen und aus dem Beutel entnehmen. Butter und Schnittlauch unterziehen und mit der Asia-Geflügel-Pfanne servieren.

7. Müslipfannkuchen mit Beerenfrüchten

400 g Beerenfrüchte (Tiefkühl)
1 Pckg. Vanillinzucker
gut 1/2 Becher Vollkorn Früchtemüsli (50 g)
1 Ei
1 1/2 Becher fettarme H-Milch, 1,5 %
1 1/4 Becher Mehl, Type 405 (150 g)
1 Prise Salz
2 EL Sonnenblumenöl

1. Beerenfrüchte auftauen lassen. Mit Vanillinzucker süßen.
2. Müsli in einer Pfanne trocken rösten, bis es anfängt zu duften. Sofort herausnehmen, sonst wird der Leinsamen bitter.
3. Ei, Milch und Mehl miteinander verquirlen. Salz zugeben. Pfannkuchenteig 20 Min. quellen lassen. Früchtemüsli unterrühren.
4. Backofen auf 100° vorheizen. Der Teig ergibt vier Pfannkuchen. Für jeden Pfannkuchen einen Teelöffel Sonnenblumenöl in einer beschichteten Pfanne erhitzen. Teig in die Pfanne geben und dünn verteilen. Goldbraun backen. Wenden und die zweite Seite ebenfalls goldbraun backen. Im Backofen warm stellen.
5. Früchte auf den Pfannkuchen anrichten und halb zusammengeklappt servieren.

Tipp: Im Sommer köstlich mit 500 g frischen Erdbeeren. Bei süßen Früchten kann der Vanillinzucker entfallen.

Die 5. Woche

Kalte / kleine Mahlzeiten (1.–7. Tag)

1. Marinierte Champignons

1 Pckg. Champignons
3 EL Sonnenblumenöl
Salz, Pfeffer
1 Lorbeerblatt
1–2 Knoblauchzehen
1 TL Thymian
2 EL trockener Weißwein (z. B. Pinot Grigio)
1 EL Branntweinessig
1/2 Pckg. Baguette-Brötchen

1. Champignons putzen und kurz waschen. Kleine Pilze ganz lassen. Größere Exemplare halbieren oder vierteln.
2. Backofen auf 200° vorheizen. Sonnenblumenöl in einer beschichteten Pfanne erhitzen. Champignons darin bei starker Hitze von allen Seiten anbraten. Ein Lorbeerblatt zugeben. Mit Salz und Pfeffer würzen. Nach ein paar Minuten geben die Pilze Flüssigkeit ab. In diesem Moment die Pilze aus der Pfanne nehmen und in eine Schale geben.
3. Baguette-Brötchen in 8–10 Min. fertig backen. Inzwischen Knoblauch abziehen, fein hacken und mit etwas Salz bestreuen. Mit einer Messerklinge den Knoblauch zu Mus zerreiben. Zu den Champignons geben. Restliches Sonnenblumenöl zufügen. Mit Thymian, Weißwein und Essig würzen. Evtl. noch einmal salzen und pfeffern. Zusammen mit den Baguette-Brötchen kalt oder warm servieren.

2. Melonenplatte mit Schinken und Parmesan, dazu Baguette-Brötchen

1/2 Honigmelone
50 g Parmesan am Stück
1/2 Pckg. original italienischer Schinken (50 g)
1/2 Pckg. Baguette-Brötchen
2 TL Butter (10 g)

1. Mit einem Esslöffel die Kerne aus der Melone entfernen. Melone in Schiffchen schneiden. Fruchtfleisch mit einem Messer von der Schale lösen. Fruchtfleisch quer in ca. 1 cm lange Stücke schneiden und diese wieder auf die Schalen legen.
2. Backofen auf 200° vorheizen. Käse auf der Haushaltsreibe hobeln. Falls der Schinken einen Fettrand hat, diesen bitte entfernen.

3. Baguette-Brötchen im Ofen in 8–10 Min. fertig backen. Melonen auf einer Platte anrichten, Käse und Schinken zwischen die Melonenschiffchen verteilen. Mit etwas Pfeffer bestreuen. Baguette-Brötchen dünn mit Butter bestreichen und dazu servieren.

3. Lollo-Bianco-Salat mit Lachsröllchen

1 kleiner Kopf Lollo Bianco
1/2 Pckg. geräucherter Lachs (100 g)
3 EL Branntweinessig
Salz, Pfeffer
1 TL Senf
1 1/2 EL Sonnenblumenöl
evtl. 1 Prise Zucker
2 Scheiben Roggenvollkornbrot

1. Salat putzen, in mundgerechte Stücke zupfen und kurz waschen. Salat trockenschleudern.
2. Lachsscheiben halbieren und aufrollen.
3. Essig, Salz, Pfeffer und Senf verrühren. Zuletzt das Sonnenblumenöl unterschlagen. Vinaigrette mit den Salatblättern mischen. Evtl. eine Prise Zucker zugeben. Lachsröll-chen darauf anrichten. Mit Roggenvollkornbrot servieren.

Tipp: Im Herbst und Winter können Sie diesen Salat mit Filets von 1–2 Orangen prima aufpeppen. Dazu die Orangen inklusive der weißen Haut schälen. Das Fruchtfleisch zwischen den Trennwänden mit einem scharfen Messer herauslösen. Dabei über einer Schüssel arbeiten, um den Saft aufzufangen.

Wer die fruchtige Variante wählt, sollte den Essig kürzen. Erstmal nur 1 EL Branntweinessig verwenden, damit der Salat nicht zu sauer wird und das fruchtige Aroma der Orangen nicht erschlägt.

4. Paprika-Mais-Salat mit Putenbrust

3/4 grüne Paprikaschote
1 Zwiebel
1 Dose Mais
150 g »Delikate Putenbrust, heiß geräuchert«
1/2 Pckg. Zaziki-Quark, 40 % Fett
2 EL Branntweinessig
1 gestr. TL Senf
Salz, Pfeffer
1 EL Schnittlauchröllchen
1 1/2 EL Sonnenblumenöl
1/2 Pckg. Baguette-Brötchen

1. Paprikaschote vierteln, Trennwände und Kerne entfernen. Paprika waschen und quer in Streifen schneiden. Zwiebel abziehen und fein würfeln. Mais abtropfen lassen. Putenbrust in Scheiben schneiden und diese würfeln.
2. Backofen auf 200° vorheizen. Zaziki-Quark, Essig und Senf verrühren. Mit Salz, Pfeffer und Schnittlauchröllchen würzen. Zuletzt das Sonnenblumenöl unterschlagen.
3. Baguette-Brötchen im heißen Ofen in 8–10 Min. fertig backen. Dressing mit den Salatzutaten mischen. Durchziehen lassen. Salat mit den Brötchen servieren.

5. Krabben-Gemüse-Creme mit Baguette-Brötchen

1 Pckg. Krabben (100 g Abtropfgewicht)
1/2 gelbe Paprikaschote
1/2 Becher Schmand, 24 % Fett (100 g)
Salz, Pfeffer
1/2 EL Zitronensaft
1 EL Schnittlauch
1/2 Pckg. Baguette-Brötchen

1. Backofen auf 200° vorheizen. Krabben in ein Sieb geben, kurz kalt abspülen und abtropfen lassen. Paprika putzen, waschen und in feine Würfel schneiden.
2. Baguette-Brötchen in 8–10 Min. fertig backen.
3. Inzwischen Krabben, Paprika, Schmand verrühren. Mit Salz, Pfeffer, Zitronensaft und Schnittlauch abschmecken. Baguette-Brötchen aufschneiden. Jede Hälfte mit Krabben-Creme bestreichen und servieren.

6. Salat-Mix mit Apfel und Putenbrust

1 Pckg. Blattsalat-Rohkost-Mix (200 g)
1 kleine Zwiebel
1 Apfel
150 g »Delikate Putenbrust, heiß geräuchert«,
  am Stück
3 EL Branntweinessig
1 TL Senf
Salz, Pfeffer
1 EL Schnittlauch
2 EL Sonnenblumenöl
1/4 Becher Kondensmilch, 7,5 % Fett (50 ml)

1. Salat-Mix waschen und trocken schleudern.
2. Die Zwiebel abziehen und fein würfeln.
Apfel waschen, vierteln und das Kerngehäuse
entfernen. Das Fruchtfleisch quer in feine
Scheiben teilen. Putenbrust würfeln.
3. Essig, Salz, Pfeffer und Senf verrühren. Sonnenblumenöl und Kondensmilch darunter-
schlagen. Schnittlauch einrühren.
4. Alle Salatzutaten mit dem Dressing mischen.

7. Toast Hawaii

150 g »Delikate Putenbrust, heiß geräuchert«
  am Stück
1/4 Ananas
1/2 Becher grob geriebener Parmesan (50 g)
4 Scheiben Vollkorntoastbrot
2 TL Butter

1. Backofengrill auf 250° vorheizen. Putenbrust in vier gleichmäßige Scheiben schneiden.
2. Ananas schälen, »Augen« herausstechen.
Das Fruchtfleisch in Stücke teilen.
3. Toastbrot rösten und dünn mit Butter bestreichen. Zuerst Putenbrust, dann Ananasstückchen darauflegen. Mit Parmesan bestreut
unter dem Grill überbacken. Warm servieren.
Ananasstückchen, die übrig sind, einfach so
»vernaschen«.

Die 6. Woche: Back to the roots – zurück zu den Wurzeln

Vielleicht hätte ich mehr betonen sollen, dass Partnermassagen eine echte Alternative zu Buttermilchbädern sind? Sorry, meine Herren. Ich hoffe, Ihre Partnerin ist selber drauf gekommen. Und Sie haben die Beautywoche gut überstanden. Vielleicht haben Sie auch ein Faible für Gurkenmasken entwickelt? Spaß beiseite – das Rahmenprogramm der letzten Woche war eher auf die Damen und ihre speziellen Bedürfnisse ausgerichtet. Ich hoffe, Sie haben sich auf sämtliche Fitness-Alternativen besonnen und sind radeln gegangen. Aber Ihre Ausdauer soll belohnt werden: Jetzt wird's technisch-zünftig. Denn in der letzten Woche wollen wir ja den Übergang ins zivile Leben proben. Ab nächste Woche müssen Sie wieder ohne Einkaufslisten, Tabellen und sportliches Pflichtprogramm auskommen. Sie sollen resozialisiert werden, sozusagen. Da bieten sich Kartoffeln an! Grundsolide, deftig, preiswert, fettarm und gesund. Und ganz normal. Nein –

nicht als Pommes. Aber als Pellkartoffeln, Salzkartoffeln, Quiche, Salat und Gnocchi. Und als Snack zwischendurch ist auch einmal eine Pellkartoffel mit Senf erlaubt – hat ja nur Kohlenhydrate. Und die machen satt, aber nicht dick. Das können Sie in Ihr neues Leben hinüberretten: Kartoffel mit Senf statt Big Mac ...

Aber sportlich wird es jetzt ernst. Wenn selbst Aldi den Pulsmesser am blauen Bande anbietet, dann muss es sich um ein echtes Grundbedürfnis handeln. Also – ich habe gerade ein Wellness-Presse-Seminar hinter mir. Mit allen Schikanen: Molkebad, Packungen, Diätdrinks und riesiger Radeltour. Da bin ich eingestellt worden: Man wird mit dem Mountainbike bis zu seinem ganz persönlichen Erschöpfungspunkt gejagt. Dann wird Blut abgezapft, Puls gemessen (logo). Und dann wird mein ganz persönlicher optimaler Trainingspuls festgelegt. Wahnsinnig kompliziert, aber hochwissenschaftlich. Denn ich möchte ja Fett verlieren. Sobald sich in meinem Muskel Laktat bildet, funktioniert das nicht mehr optimal. Wenn ich aber zu weit drunter bleibe, also eine ruhige Kugel schiebe, passiert auch nichts mit den Fettzellen. Also: Für Perfektionisten führt kein Weg am Fitnessstudio mit Krankenschwester vorbei. Die lässt Sie so lange auf dem Trainingsrad strampeln, bis Ihr Laktat optimal ist. Doch für den Rest der Menschheit gibt es grobe Anhaltspunkte. Als Mensch in den besten Jahren liegt der Idealpuls zwischen 120 und 140. Warum ich Ihnen das erzähle? Um Ihnen zu sagen, wie Sie in Zukunft spazieren laufen sollten. Nämlich so, dass Sie in Ihrem Normalbereich bleiben. Wenn Sie darunter liegen, bringt es nichts im Kampf gegen die Pfunde – abgesehen von der frischen Luft. Trainieren Sie oberhalb Ihres Puls-Solls, dann sind Sie ganz schnell am Ende und Ihre Fettzellen kichern nur. Und wenn Sie nicht ständig mit sorgenvollem Gesicht stehen bleiben wollen, um Ihren Puls zu tasten (… wo ist er denn?), dann brauchen Sie so einen wunderbaren Messer, den Sie wie eine Uhr am Handgelenk tragen.

Das soll jetzt aber nicht heißen, dass nach sechs Wochen Selbsterfahrung nichts bleibt als Laufen und Kartoffeln. Vielleicht ist das gut für Sie. Aber vielleicht haben Sie auch Gerichte, Bewegungsarten, aktive Freizeitgestaltung kennen gelernt, die Ihnen liegen, nicht schwer fallen, die geradezu für Sie gemacht sind. Denn nur dann werden sie Ihnen in Fleisch und Blut übergehen und ein Teil Ihres Lebens werden. Viele Wege führen nach Rom – und jede Diät hat Vor- und Nachteile. In diesen sechs Wochen sollen Sie nicht nur schlanker und fitter geworden sein, sondern sich auch ein Stück besser kennen gelernt haben. Was mag ich – was nicht? Wo sind meine Schwachpunkte, wo bin ich stark? Es gibt kein Patentrezept für ewige Schlankheit. Aber wer sich und seine Probleme erkennt, wird leichter einen Weg aus dem Dilemma der Kilos finden. Vielleicht kochen Sie nicht mehr ganz so streng nach Plan – übernehmen aber Fettportionen und Lieblingsrezepte. Vielleicht laufen Sie nicht jeden Tag, aber nehmen nicht mehr den Aufzug. Vielleicht reicht es nicht für lange Wannenbäder, aber eine Mütze Extra-Schlaf. Vielleicht ist Früchtetee eine echte Alternative für Sie geworden – und hoffentlich haben Sie sämtliche Alles-oder-nichts-Gedanken aus Ihrem Kopf verbannt. Wenn ja, dann können Sie diese Diät ruhig weitermachen. Oder mal wieder die erste Aldidente Diät – zur Abwechslung.

Die Einkaufsliste für die 6. Woche

Frisches Obst/Gemüse

500 g Champignons (große)
2 Stangen Lauch
etwa 4 kg Kartoffeln
5 Zwiebeln
1 kg Möhren
1 kg Äpfel (2 werden benötigt, der Rest darf zwischendurch gegessen werden)
2 x Paprikamix (je 1 grüne, gelbe, rote)
1 kg Zucchini
1 Salatgurke
2 Knoblauchzehen
1 kg Tomaten
1 kleiner Eisbergsalat
1 Pckg. Blattsalat-Rohkostmix (200 g)
1 Banane
2 Orangen
2 Kiwi

Kühltheke

2 Pckg. Kräuterquark (à 200g)
125 g Parmesan
250 g Magerquark
1 Pckg. Wiener Würstchen (4 Würstchen werden benötigt, den Rest bitte einfrieren und zu einem späteren Zeitpunkt verbrauchen)
1 Pckg. Gnocchi
1 Becher Schmand
1 Pckg. Mozzarella
500 g Buttermilch
2 Becher Naturjoghurt 3,5 % (à 150 g)
1 Becher Schokopudding
1 Pckg. Feta (200 g)
1 Pckg. Krabben (100 g)
Delikatess-Putenbrust geräuchert (200 g)
Maasdamer (5 Scheiben) (200 g)

Tiefkühl-Produkte

1 Pckg. Hähnchenbrustfilet (500 g)
1 Pckg. Buttergemüse (300 g)
450 g Rahmspinat

Haltbare Produkte

1 Pckg. Kartoffelpüree (3 x 4 Portionen, es werden 2 verwendet)
1 Dose Tomaten
1 Dose Sauerkraut (Abtr. 770g)
1 Dose rote Bohnen (Abtr. 255 g)
2 Eier
TL Cappuccinopulver
Multivitaminsaft, 400 ml

Brot und Gebäck
1 Kartoffelbrot (Backmischung) (davon brauchen Sie 9 Scheiben)
1 Pckg. Kürbiskernbrot (davon brauchen Sie 8 Scheiben, den Rest bitte einfrieren oder statt Kartoffelbrot essen)
1 Pckg. 4er-Brötchen

Aus dem Vorrat
Salz
Pfeffer
9 EL Sonnenblumenöl
9 EL Olivenöl
10 EL Essig
2 EL Balsamicoessig
3 EL Butter
2 EL Tomatenmark
1 TL Senf
110 ml Weißwein (z. B. Pinot Grigio)
100 g Mehl
5 Becher (500 g) Frühstücksmüsli
1 Becher Cornflakes (65 g)
1 EL Honig
Klare Brühe
1 EL Salatkräuter
1 Pckg. Walnüsse (200 g, Sie benötigen 4 EL)
1 l H-Milch 1,5 % (700 ml werden benötigt)

1 TL Curry
2 TL Kräuter der Provence
1 TL Thymian, Paprikapulver
Muskat

Sonstiges/Gewürze
1 TL Kümmel
1 Bund frische Petersilie
2 Bund Schnittlauch
1 Bund frisches Basilikum
Lorbeerblatt, Wacholderbeeren

Was ich noch zusätzlich mag
Obst, Knabbergemüse, freigegebener Naschkram, bestimmte Gewürze ...

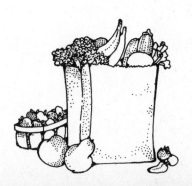

Der Speiseplan für die 6. Woche

1. Tag:

Frühstück	Cappuccino-Bananen-Müsli
warm	Gefüllte Pilze mit Tomatensauce
kalt	Kartoffelcrostini mit Mischsalat

2.Tag:

Frühstück	Putenschinkenomelette mit Brötchen
warm	Curry-Möhren mit Pellkartoffeln
kalt	Kartoffelsalat mit Krabben

3. Tag:

Frühstück	Tomatenkäsebrot
warm	Zwiebel-Paprika-Kartoffel-Spalten mit Hähnchenbrust
kalt	Gemüse-Sandwich

4. Tag:

Frühstück	Multivitaminmüsli
warm	Bratkartoffeln mit Grill-Zucchini und Kräuter-Gurken-Quark
kalt	Hühnerbrust mit Tomaten-Kartoffelsalat

5. Tag:

Frühstück	Brot mit Kartoffelkäse und Gurke
warm	Gemüse-Gnocchi-Eintopf
kalt	Grill-Zucchini-Kartoffel-Salat

6. Tag:

Frühstück	Schoko-Buttermilch-Joghurt-Müsli
warm	Sauerkraut-Kartoffel-Gratin
kalt	Schnelle Kartoffelsuppe

7. Tag:

Frühstück	Orangen-Walnusshonig zum Käsebrot
warm	Spinat-Tortilla
kalt	Kraut-Gnocchi mit Wienerle

Extra:

Wer eine Brotbackmischung ergattert, kann sich das Kartoffelbrot selber backen. Aber Vorsicht: es schmeckt nach mehr ...

Die Rezepte für die 6. Woche
(jeweils für 2 Personen)

Frühstück (1.–7. Tag)

1. Cappuccino-Bananen-Müsli

500 ml H-Milch, 1,5 % Fett
2 TL Cappuccinopulver
1 Becher Frühstücksmüsli (100 g)
1 Becher Cornflakes (65 g)
1 Banane

1. Milch mit dem Cappuccinopulver verrühren. Müsli mit den Cornflakes mischen und auf zwei tiefe Teller oder Müslischalen verteilen.
2. Banane schälen, in Scheiben schneiden und auf die Müsliteller verteilen. Mit der Cappuccinomilch übergießen.

2. Putenschinkenomelette mit Brötchen

3 Scheiben Delikatess-Putenbrust geräuchert
2 Eier
Salz, Pfeffer, Muskat
1 EL Schnittlauch
1 EL Butter
2 Brötchen

1. Putenbrust in feine Streifen schneiden. Eier verquirlen und mit Salz, Pfeffer und Muskat würzen. Putenstreifen und Schnittlauch hinzufügen.
2. Butter in der Pfanne zerlassen. Eiermasse zugeben und stocken lassen. Wenn die Unterseite langsam braun wird, das Omelette auf einen Deckel gleiten lassen, umgekehrt wieder in die Pfanne geben und fertig backen. In 4 Tortenstücke teilen und mit dem Brot verspeisen.

Die 6. Woche

3. Tomatenkäsebrot

2 Tomaten
2 Scheiben Vollkornbrot
2 TL Tomatenmark
2 Scheiben Maasdamer
1 EL Schnittlauchröllchen

1. Tomaten waschen, Stielansätze entfernen und die Tomaten in Scheiben schneiden.
2. Brotscheiben mit Tomatenmark bestreichen. Je eine Käsescheibe darauflegen. Die Tomaten fächerartig darauf geben. Mit Schnittlauch bestreuen.

4. Multivitaminmüsli

2 Becher Naturjoghurt 3,5 % Fett (à 150 g)
2 Becher Multivitaminsaft (400 ml)
1 Orange
1 Apfel
1 Kiwi
2 Becher Frühstücksmüsli (200 g)

1. Naturjoghurt mit Multivitaminsaft verrühren.

2. Orange und Kiwi schälen und in kleine Stücke schneiden. Apfel waschen, vierteln, Kerngehäuse entfernen und auch in kleine Stücke schneiden. Das Obst unter den Joghurt rühren, auf zwei Teller verteilen. Müsli darüber geben und alles mischen.

5. Brot mit Kartoffelkäse und Gurke

2 gekochte und geschälte Kartoffeln (à 200 g)
50 g Feta
1/4 Becher Schmand (50 g)
1 EL Schnittlauchröllchen
Salz, Pfeffer, Paprika
1/2 Schlangengurke
2 Brötchen
2 TL Butter

1. Kartoffeln und Feta mit der Gabel zerdrücken. Schmand mit Schnittlauch zugeben und alles gut mischen. Mit Salz, Pfeffer und Paprikapulver abschmecken.
2. Gurke waschen, schälen und in Scheiben schneiden. Brötchen aufschneiden und mit Butter bestreichen. Kartoffelkäs' darauf verteilen. Die Gurkenscheiben dazu essen.

Tipp: Anstatt mit Feta und Schmand kann der Käs' auch mit 100 g reifem Camembert und einer kleinen gehackten Zwiebel zubereitet werden, als fettarme Alternative zum bayerischen Obazten.

6. Schoko-Buttermilch-Joghurt-Müsli

250 g Buttermilch
1 Schokopudding ohne Sahne
1 Kiwi
2 Becher Frühstücksmüsli

1. Buttermilch mit dem Schokopudding mixen.
2. Die Kiwi schälen und in kleine Stücke schneiden. Mit dem Müsli auf 2 Teller verteilen. Die Schokobuttermilch darüber gießen und sofort servieren.

7. Orangen-Walnusshonig zum Käsebrot

1 Orange
1 EL gehackte Walnüsse
1 EL Waldhonig
2 Scheiben Kartoffelbrot
1 TL Butter
2 Scheiben Maasdamer

1. Orange bis aufs Fruchtfleisch schälen, halbieren, das Weiße entfernen. Erst in Scheiben, dann in kleine Stücke schneiden.
2. Walnüsse hacken und in der Pfanne rösten, bis sie duften, abkühlen lassen. Orangen mit Walnüssen und Honig mischen
3. Brotscheiben dünn mit Butter bestreichen und mit Käse belegen. Den Orangenhonig darauf verteilen oder dazu essen.

Die 6. Woche

Warme Mahlzeiten
(1.–7. Tag)

1. Gefüllte Pilze mit Tomatensoße

500 g große Champignons
1/2 Lauch
1 Pckg. Kartoffelpüree
1 Becher H-Milch, 1, 5 % Fett
1 Pckg. Kräuterquark (200g)
Salz, Pfeffer
50 g Parmesan
1 TL Öl
1 EL Tomatenmark
1 Dose Tomaten

1. Champignons putzen, Stiel entfernen und klein schneiden, Lauch putzen, waschen und in feinste Ringe schneiden.
2. Kartoffelbrei nach Packungsanleitung, aber nur mit 400 ml Wasser und der oben angegebenen Milch zubereiten. Kräuterquark unterrühren und mit Salz und Pfeffer abschmecken. Die Hälfte des Lauchs unter den heißen Kartoffelbrei rühren. Parmesan reiben, die Hälfte zum Kartoffelbrei geben.
3. Backofen auf 200° vorheizen. Ein Backblech mit Backpapier auslegen. Champignons mit dem Kartoffelbrei füllen und auf das Blech setzen, restlichen Parmesan darüberstreuen und im Ofen bei 200° etwa 20–25 Minuten überbacken (Reste von der Füllung als Beilage servieren).
4. Inzwischen den restlichen Lauch im Öl anbraten. Champignonstücke hinzufügen und mitdünsten, mit Salz und Pfeffer würzen. Tomatenmark und Tomaten aus der Dose zugeben, alles ca. 15–20 Minuten einkochen lassen. Zu den Champignons servieren.

2. Curry-Möhren mit Pellkartoffeln

600 g Kartoffeln
1 TL Kümmel
1 Zwiebel
500 g Möhren
1 EL Öl
Salz, Pfeffer
1 TL Curry
1 säuerlicher Apfel
3 EL gehackte Walnüsse
evtl. 1/2 Becher Weißwein (100 ml)

1. Kartoffeln waschen, in einen Topf geben, Kümmel hinzufügen, mit Wasser bedecken und in ca. 25 Minuten gar kochen. Inzwischen die Zwiebel schälen und in Achtel oder 16tel schneiden. Die Möhren waschen und schälen, je nach Dicke längs halbieren oder vierteln.

2. Das Öl in einer Pfanne erhitzen. Zuerst die Möhren zugeben und gut anbraten, dann die Zwiebelstücke. Mit Salz, Pfeffer und Curry würzen.

3. Walnüsse zugeben und mit Weißwein ablöschen. 10 Minuten mit Deckel bei mittlerer Hitze schmoren. Den Apfel waschen, vierteln, das Kerngehäuse entfernen und in Spalten schneiden. Zu den Möhren geben und mitbraten, bis sie weich, aber noch bissfest sind …

4. Die fertigen Kartoffeln abgießen, noch heiß pellen und zu den Möhren servieren.

3. Zwiebel-Paprika-Kartoffel-Spalten mit Hähnchenbrust

450 g Kartoffeln
1 rote Paprika
1 große Zwiebel
2 EL Olivenöl
Salz, Pfeffer
1 TL Kräuter der Provence
Paprikapulver
500 g Hähnchenbrustfilet (Tiefkühl)

1. Kartoffeln gründlich waschen und mit Schale in breite Würfel oder Spalten schneiden. Paprika waschen, Strunk entfernen und in Streifen schneiden. Zwiebel schälen und in Ringe schneiden. Zwiebeln und Kartoffeln mischen.

2. Den Backofen auf 220° vorheizen. Das Gemüse mit Salz, Pfeffer, Paprikapulver und Kräutern mischen. Etwa 1 1/2 EL Öl unter die Kartoffeln und die Zwiebeln mischen. Den Rest unter die Paprika geben.

3. Ein Backblech mit Backpapier auslegen, Kartoffelspalten und Zwiebeln darauf verteilen. Im Ofen bei 200° ca. 30–40 Minuten backen. Nach 10 Minuten die Paprika und die

unaufgetauten Hähnchenbrustfilets zugeben und mitgaren.

Die Hälfte der Filets für den nächsten Tag aufheben.

Tipp: Im Backofen erhalten die Filets nur wenig Bräune. Wer sie lieber knusprig braun mag, brät sie in einem TL Fett von beiden Seiten etwa 7–9 Minuten.

4. Bratkartoffeln mit Grill-Zucchini und Kräuter-Gurken-Quark

1,3 kg Kartoffeln
Salz
1 kg Zucchini
3 EL Öl
1/2 Salatgurke
1 Knoblauchzehe
250 g Magerquark
1 EL Salatkräuter
Pfeffer
75 g geriebener Parmesan

1. Kartoffeln waschen und in einen Topf mit Wasser geben, salzen und in etwa 20–30 Minuten gar kochen. 300 g für das Abendessen, 500 g für den nächsten Morgen beiseite stellen.

2. Zucchini waschen, Enden abschneiden und in fingerdicke Scheiben schneiden. In einer Schüssel mit 2 EL Öl mischen. Salatgurke waschen und fein raspeln. Knoblauchzehe schälen und fein hacken. Beides mit Magerquark und den Salatkräutern mischen. Mit Salz und Pfeffer würzen.

Gekochte Kartoffeln schälen und in Scheiben schneiden.

3. Den Grill des Backofens anstellen. Die Zucchinischeiben auf zwei Bleche verteilen. Die Bleche nacheinander jeweils 10 Minuten unter den Grill schieben. Nach 5 Minuten die Zucchinischeiben wenden. Das erste Blech mit den gegrillten Zucchini für den nächsten Tag aufbewahren. Beim zweiten Blech nach dem Wenden der Zucchini Parmesan über die Zucchini streuen und mitgrillen.

4. Restliches Öl in einer Pfanne erhitzen, die Kartoffelscheiben darin braten, bis sie goldbraun sind. Mit Salz und Pfeffer würzen. Zusammen mit den Zucchini und dem Quark servieren.

5. Gemüse-Gnocchi-Eintopf

1 kleiner Lauch
1 Paprika
5 Becher klare Brühe (1 l)
1 Pckg. Buttergemüse (Tiefkühl)
Salz, Pfeffer und Muskat
2 Wiener Würstchen
250 g Gnocchi
1 EL gehackte Petersilie

1. Lauch und Paprika waschen und klein schneiden. In einen hohen Topf geben. Brühe zugeben und etwa 5 Minuten leicht köcheln lassen. Tiefkühl-Gemüse zugeben und weitere 5 Minuten garen.
2. Den Eintopf mit Salz, Pfeffer und Muskat abschmecken.
3. Würstchen klein schneiden und zusammen mit den Gnocchi in den Eintopf geben. Sobald die Gnocchi oben schwimmen, ist der Eintopf fertig. Petersilie darüber streuen.

6. Sauerkraut-Kartoffel-Gratin

1 Zwiebel
1 TL Butterschmalz
2 Tomaten
1 gelbe Paprika
400 g Sauerkraut aus der Dose
1 Lorbeerblatt
2 Wacholder
Salz, Pfeffer, Paprikapulver
1 Becher Brühe (200 ml)
500 g Kartoffeln
1/4 Becher Schmand (50 g)
1 Pckg. Mozzarella (125 g)

1. Zwiebel schälen und fein hacken. Butterschmalz in einem Topf erhitzen und die Zwiebel anbraten. Tomaten und Paprika waschen, Stielansatz entfernen und fein würfeln.
2. Sauerkraut zu den Zwiebeln geben und mitdünsten, mit Lorbeer, Wacholder, Salz, Pfeffer, Paprika würzen. Brühe zugeben. Tomaten hinzufügen und ca. 20 Minuten kräftig köcheln lassen.
3. Den Backofen auf 180° vorheizen. Kartoffeln waschen, schälen und in dünne Scheiben hobeln. Eine Auflaufform ausspülen. Lorbeer

und Wacholder entfernen, Schmand unter das Sauerkraut rühren.

4. Ganz wenig vom Sauerkraut auf den Boden der Auflaufform geben. Anschließend die Kartoffeln darüber geben. Mit dem restlichen Sauerkraut bedecken. Den Mozzarella fein würfeln und den Auflauf damit bestreuen. Im Ofen bei 180° etwa 50 Min. backen.

7. Spinat-Tortilla

450 g Rahmspinat (Tiefkühl)
300 g Kartoffeln
4 TL Olivenöl
Salz und Pfeffer
2 Eier
100 g Mehl
250 g Buttermilch

1. Rahmspinat auftauen lassen. Kartoffeln waschen, schälen und in feine Würfel schneiden. In einer Pfanne 1 TL Öl mit 5 EL Wasser heiß werden lassen. Kartoffelstückchen dazugeben und gar dünsten. Währenddessen mit Salz und Pfeffer würzen

2. Eier mit Mehl, Salz und Buttermilch zu ei-nem dicken Pfannkuchenteig verrühren. Evtl. noch etwas Mineralwasser untermischen. Spinat zugeben und gut verrühren.

3. 1/3 der Kartoffeln aus der Pfanne nehmen und beiseite stellen. 1 TL Öl in die Pfanne geben, 1/3 des Teiges hineingeben und backen lassen. Ist die Oberfläche fest, mit Hilfe des Deckels die Tortilla wenden und fertig backen lassen. Mit dem restlichen Fett, Kartoffeln und Teig auf diese Weise noch 2 Tortillas backen.

Tipp: Wer will, serviert dazu kalte Tomatensauce: 2 Tomaten klein hacken, 1 Knoblauchzehe schälen und fein hacken, zu den Tomaten geben und mit 1–2 EL Balsamicoessig und Salz und Pfeffer würzen.

Kalte / kleine Mahlzeiten
(1.–7. Tag)

1. Kartoffelcrostini mit Mischsalat

150 g Feta
1 Knoblauchzehe
1 EL gehackt Petersilie
1 EL Schnittlauchröllchen
1 TL Kräuter der Provence
2 TL Olivenöl
1 Pckg. Blattsalat-Rohkostmix (200 g)
1 EL Essig, 1 EL Weißwein Pinot Grigio
Salz, Pfeffer
4 Scheiben Kartoffelbrot

1. Feta in Stücke schneiden. Knoblauch schälen und durch die Knoblauchpresse drücken. Mit den Kräutern und 1 TL Olivenöl mischen. Feta unter die Kräuter geben und mind. 1/2 Stunde ziehen lassen.
2. Mixsalat unter fließendem Wasser nochmals abspülen und abtropfen lassen. Essig mit Weißwein, Salz , Pfeffer und restlichem Öl verrühren. Das Dressing über den Salat träufeln.
3. Die Brotscheiben im Toaster doppelt toasten. Noch warm mit dem Kräuterfeta belegen und mit dem Salat servieren.

2. Kartoffelsalat mit Krabben

400 g Kartoffeln
1/2 kleiner Eisbergsalat
1/2 kleiner Lauch
3/4 Becher Brühe (150 ml)
4 EL Essig
3 EL neutrales Öl
Salz und Pfeffer
100 g Krabben

1. Kartoffeln waschen und mit Wasser in einem Topf gar kochen. Den Eisbergsalat waschen und in mundgerechte Stücke schneiden. Den Lauch putzen und waschen und in feine Streifen schneiden.
2. Brühe aufkochen, Lauch zugeben und einige Minuten mitkochen lassen.
Die Kartoffeln abgießen, noch heiß pellen und in Scheiben schneiden, in eine Schüssel geben und mit heißer Brühe, Essig und Salz und Pfeffer mischen.

15 Minuten durchziehen lassen. Anschließend das Öl unterziehen.
3. Ist der Kartoffelsalat kalt , Eisbergsalat und Krabben untermischen.

Tipp: Mit Salatkartoffeln bleibt der Salat stückiger, allerdings gibt es die nur im Sommer von Aldi.

3. Gemüse-Sandwich

1 Möhre
1/2 Becher Schmand (100 g)
1 TL Senf
Salz und Pfeffer
2 Salatblätter (Rest vom Kartoffel-Eisbergsalat)
4 Scheiben Kürbiskernbrot
2 Scheiben Delikatess-Putenbrust geräuchert
1 Scheibe Maasdamer

1. Möhre waschen, schälen, Enden abschneiden und grob raspeln. Mit dem Schmand, dem Senf, Salz und Pfeffer verrühren. Salatblätter waschen und in mundgerechte Stücke zupfen.
2. Zwei Scheiben Brot mit der Hälfte der Salatblätter belegen, die Putenbrust darauf verteilen und darüber den Möhrenmix geben.

Mit Käsescheibe belegen, restlichem Salat abdecken und die restlichen zwei Scheiben Brot darauflegen. In der Mitte halbieren und etwas zusammendrücken.

4. Hühnerbrust auf Tomaten-Kartoffelsalat

450 g gekochte und geschälte Kartoffeln
3 Tomaten
2 EL Olivenöl
250 g gebratenes Hähnchenfilet vom Vortag
2 EL Balsamicoessig
Salz und Pfeffer
frisches Basilikum

1. Kartoffeln in etwa 1/2 cm dicke Scheiben schneiden. Tomaten waschen, Stielansatz entfernen und in Scheiben schneiden. Kartoffelscheiben im Öl von beiden Seiten knusprig braten, mit den Tomaten abwechselnd auf eine Platte legen. Hähnchenfilet in schmale Streifen teilen und auch auf die Platte legen.
2. Balsamicoessig mit Salz und Pfeffer verrühren und über die Kartoffeln, Tomaten und das Fleisch träufeln. Basilikum waschen, schütteln und den Salat damit garnieren.

5. Grill-Zucchini-Kartoffel Salat

300 g gekochte, geschälte Kartoffeln vom Vortag
500 g gegrillte Zucchini
Salz, Pfeffer
1 TL Thymian
1 Paprika
3 EL Essig
1 EL Öl
2 Eier
2 Scheiben Brot

1. Kartoffeln in Scheiben schneiden. In eine Schüssel zuerst die gegrillten Zucchinischeiben geben und mit Salz, Pfeffer und Thymian würzen. Darüber die Kartoffelscheiben legen und ebenfalls würzen.
2. Paprika waschen, Strunk entfernen und in Streifen schneiden, auf die Kartoffeln geben und mit Salz und Pfeffer würzen. Essig und Öl mischen und über den Salat träufeln. Den Salat etwa 30 Minuten durchziehen lassen.
3. Eier in 7–8 Minuten wachsweich kochen, schälen und als Hälften zusammen mit dem Brot zum Salat servieren.

6. Schnelle Kartoffelsuppe

2 Möhren
1 Zwiebel
1 Paprika
1 Dose rote Bohnen
Salz, Pfeffer
2 EL Essig
2 EL Öl
2 Scheiben Kartoffelbrot
1 Pckg. Kartoffelpüreepulver
6 Becher Brühe (1,2 l)
1 Pckg. Kräuterquark

1. Möhren und die Zwiebel schälen, Möhren grob raspeln. Die Zwiebel in Ringe schneiden. Paprika waschen, Strunk entfernen und in Stücke schneiden. Mit Zwiebeln und Bohnen aus der Dose mischen. Mit Salz, Pfeffer, Essig und 1 EL Öl mischen und durchziehen lassen.
2. Brot in Würfel schneiden. Restliches Öl in der Pfanne erhitzen und die Brotwürfel darin knusprig braten.
3. Kartoffelpüree nach Packungsanleitung, aber mit 6 Bechern Brühe und ohne Milch zubereiten. Möhren hinzufügen und einige Minuten köcheln lassen. Kräuterquark un-

terrühren und mit Salz und Pfeffer abschmecken.

Mit Croutons und dem Salat servieren.

7. Kraut-Gnocchi mit Wienerle

1 Zwiebel
1 EL Öl
350 g Sauerkraut aus der Dose (Rest vom Vortag)
Salz, Pfeffer, Paprika
250 g Gnocchi
2 Wiener Würstchen

1. Zwiebel schälen und fein hacken. In einer
weiten Pfanne mit dem Öl anbraten. Sauerkraut zugeben und kräftig mitbraten. Mit
Salz, Pfeffer und Paprika würzen.
2. In einem Topf Salzwasser zum Kochen bringen. Gnocchi darin gar ziehen lassen. Abgießen und die Gnocchi zum Sauerkraut geben
und mitbraten.
3. Würstchen klein schneiden, zu den Kraut-
Gnocchi geben und heiß werden lassen.

Köchelverzeichnis
(Alphabetisches Verzeichnis der Rezepte)

Ananas-Mixmilch,	
Knäckebrot mit Käse und Honig, Apfel	57
Ananas-Reis	116
Apfel-Hähnchen-Gratin mit Reis	113
Asia-Geflügel-Pfanne mit Butterreis	116
Lachs-Spinat-Auflauf	95
Bananen-Ananas-Aufstrich	93
Bananen-Milchshake,	
Frühstücksei mit Toastbrotstreifen	55
Basilikum-Möhren mit Hühnerbrustfilet und Reis	41
Beerenquark	111
Blumenkohl unter der Paprikakruste	
mit Pellkartoffeln	42
Bohnen mit Knoblauch und Mandeln	102
Bohnen-Gyros-Pfanne mit Baguette-Brötchen	42
Bratkartoffeln mit Grill-Zucchini	
und Kräuter-Gurken-Quark	132
Brokkoli-Salat mit Schinken, Ei und Curry-Dressing	66
Brot mit Kartoffelkäse und Gurke	128
Brot mit Tomaten und Käse	128
Bunter Gemüsetopf mit Lammfleisch	43
Cappuccino-Bananen-Müsli	127
Champignons, mariniert	118
Crostini mit Tomaten und Pilzen	84

Currycreme	82
Curryhechthäppchen	66
Curry-Möhren mit Pellkartoffeln	130
Eiersalat mit Krabben	85
Eintopf → Gemüseeintopf mit Gnocchi	
und Wiener Würstchen	133
Eisbergsalat mit gebratenem Hühnerbrustfilet	47
Eisbergsalat mit Orange und Putenbrust	83
Farmerschnitten, überbacken	69
Feldsalat mit Curryhechthäppchen	66
Fisch auf Paprikagemüse	98
Fisch mit Tomaten und Kräutern	97
Fisch-Gemüse-Gratin	65
Fischstückchen mit Früchtereis und Dip	95
Fischsuppe	99
Flammende Eier mit Pellkartoffeln	63
Fondue → Schlemmerfondue	78
Forellencreme auf Vollkornbrot	76
Forellenfilet → Salat-Mix mit Forellenfilet und	
Meerrettich-Dressing	47
Fritata mit Paprika und Riesengarnelen	62
Früchtemüsli mit Joghurt und Melone	109
Fruchtpüree	94
Fruchtstücke mit Joghurtdip	76
Garnelenspieße auf Salat	100
Gebratene Zucchinisticks	
mit Tomaten-Basilikum-Dip	45

Köchelverzeichnis

Geflügelpfanne	116
Gefüllte Pilze mit Tomatensauce	130
Gefüllte Zucchini im Tomatenbett mit Reis	40
Gegrillte Hechtstückchen auf Möhren-Kartoffelpüree	58
Gemüse-Gnocchi-Eintopf	133
Gemüsepfanne, mexikanisch	44
Gemüsereispfanne mit Lamm	98
Gemüse-Sandwich	136
Gemüsetopf, bunter, mit Lammfleisch	43
Gnocchi, mit Kraut	138
Gratin → Apfel-Hähnchen-Gratin, mit Reis	113
Gratin → Fisch-Gemüse-Gratin	65
Grill-Zucchini-Kartoffel-Salat	137
Gyros → Bohnen-Gyros-Pfanne	42
Haferflocken mit Pfirsich-Joghurt und Früchten	57
Haferfrühstück, knuspriges	39
Hafer-Nuss-Müsli mit Beerenquark	111
Hähnchen mit Brokkoli und Pilzen	96
Hähnchen mit Nudeln in Currycreme	82
Hähnchenbrust, mit Zwiebel-Paprika-Kartoffel-Spalten	131
Hähnchen-Champignon-Pfanne mit Penne	61
Hähnchen-Sandwich	85
Hechtstückchen, gegrillt	58
Honigbrot mit Kiwi und Walnüssen	75
Honig-Möhren	103

Honigquark mit Banane	93
Hühnerbrust auf Tomaten-Kartoffelsalat	136
Hühnerbrustfilet	131, 136
Hüttenkäse mit Melone	93
Joghurt mit Banane und Honig	76
Joghurt mit Fruchtpüree	94
Joghurtdip	76
Kaffee-Vanille-Trinkjoghurt, Vollkornbrot mit Schinken, Banane, Nüssen	58
Kartoffelbrot	74
Kartoffelcrostini mit Mischsalat	135
Kartoffel-Erbsen-Gemüse mit Lachsfilets	115
Kartoffelkäse	128
Kartoffel-Lauch-Gratin	59
Kartoffelgratin mit Sauerkraut	133
Kartoffelsalat → Tomaten-Kartoffelsalat	136
Kartoffelsalat mit Krabben	135
Kartoffelsuppe	48
Kiwi-Apfel-Müsli mit Multivitaminquark	112
Knäcke mit Putenbrust, Apfel und Meerrettich	86
Knusperkartoffeln	44
Knuspriges Haferfrühstück	39
Krabben-Gemüse-Creme mit Baguette-Brötchen	120
Krabben-Rührei mit Toast	75
Kräuterdip	68
Kräuterquark	68, 132
Kräuterquark auf Knäcke	94

Kraut-Gnocchi mit Wienerle	138
Lachsfilet	110
Lachsröllchen	119
Lachs-Spinat-Auflauf	80
Lachsstücke mit süß-sauren Gurken	102
Lamm mit Joghurt	97
Lammcurry mit Ananas-Reis	116
Lamm-Gemüse-Spieß auf Kartoffel-Knoblauchpüree	113
Lammfleisch → Bunter Gemüsetopf mit Lammfleisch	43
Limonenpfannkuchen mit tropischem Obstsalat	40
Lollo-Bianco-Salat mit Lachsröllchen	119
Marinierte Champignons	118
Meerrettichfrischkäse-Toast	38
Melonenplatte mit Schinken und Parmesan, dazu Baguette-Brötchen	118
Mexican Wraps	49
Mexikanische Gemüsepfanne mit Riesengarnelen und Knusperkartoffeln	44
Mischsalat	84, 121
Möhren → Honig-Möhren	103
Möhren, mit Basilikum, Hähnchenbrustfilet und Reis	41
Möhren, mit Curry	130
Möhrenkartoffelpüree	58
Möhrensalat mit knusprigen Salamistreifen	67
Möhren-Fritata mit Mais und Feta	46
Möhrensticks mit Kräuterdip	68
Möhrensuppe mit Buttercroûtons	81
Mozzarella-Toast	38
Multivitaminmüsli	128
Multivitamin-Mixmilch, mit Käse- und Honigbaguette	55
Multivitaminquark	112
Müsli → Kiwi-Apfel-Müsli	112
Müsli → Cappuccino-Bananen-Müsli	127
Müsli → Früchtemüsli mit Joghurt und Melone	109
Müsli → Hafer-Nuss-Müsli mit Beerenquark	111
Müsli → Multivitaminmüsli	128
Müsli mit Apfel und Joghurt	77
Müsli → Schoko-Buttermilch-Joghurt-Müsli	129
Müslipfannkuchen mit Beerenfrüchten	117
Nudeln mit Pilzen	79
Nudelsalat mit Feta, Paprika und Tomatendressing	68
Obstsalat	94
Obstsalat → Pfirsich-Kiwi-Salat	110
Obstsalat mit Vanillequark	37
Obstsalat, tropisch	40
Omelette → Putenschinkenomelette	127
Orangensauce	79
Orangen-Walnusshonig zum Käsebrot	129
Paprikafrischkäse mit Brot	38
Paprika-Mais-Salat mit Putenbrust	120

Köchelverzeichnis

Paprika-Pilzsauce	114
Pfannkuchen → Müslipfannkuchen	
mit Beerenfrüchten	117
Pfirsich-Müsli	110
Pfirsich-Kiwi-Salat, Toastbrot mit Lachs	110
Pilze, gefüllt, mit Tomatensauce	130
Pilz-Ravioli mit Paprika-Pilz-Sauce und Parmesan	114
Pilzsalat mit Knoblauch	100
Putenbrustschnitten und	
Meerrettichfrischkäse-Toasts	38
Putenschinkenomelette mit Brötchen	127
Räucherlachs mit Ingwer und Honig	103
Räucherlachs mit Melone	95
Reissalat mit Krabben und Ananas	101
Riesengarnelen in Orangensauce auf Spaghetti	79
Rote Bohnensuppe mit Hühnerbrustfilet	
und Lauch	64
Rühreischnitten	39
Salamitoast	56
Salat-Mix mit Apfel und Putenbrust	121
Salat-Mix mit Forellencremetoast	84
Salat-Mix mit Forellenfilet und	
Meerrettich-Dressing	47
Sandwich → Hähnchen-Sandwich	85
Sandwich mit Gemüse	136
Sauerkraut-Kartoffel-Gratin	133
Schlemmerbaguette	69
Schlemmerfondue	78
Schnelle Kartoffelsuppe	137
Schoko-Buttermilch-Joghurt-Müsli	129
Schweinemedaillons mit Kartoffel-Lauch-Gratin	59
Spinat-Tortilla	134
Thunfisch-Crêpes	80
Toast Hawaii	121
Toast, mit Meerrettichfrischkäse	38
Toast mit Paprikaringen	77
Toast, Mozzarella	38
Toastbrot mit Lachs	110
Tomatenkäsebrot	56, 128
Tomatenkäsebrot und Salamitoast	56
Tomaten-Paprika-Salat mit Feta	46
Tomatensauce	130
Tortilla, mit Spinat	134
Trinkjoghurt → Kaffee-Vanille-Trinkjoghurt	58
Überbackene Farmerschnitten	69
Vanillequark mit gerösteten Walnüssen und Honig	56
Vollkornbrot mit Bananen-Ananas-Aufstrich	93
Vollkornbrot mit Pfeffer-Schinken und Ananas	110
Vollkornbrot mit Senf und Ei	87
Vollkornbrot mit rohem Schinken, Tomate und Ei	111
Walnusshonig mit Orangen	129
Zucchini, gefüllt im Tomatenbett mit Reis	40
Zucchinisticks,	
gebraten mit Tomaten-Basilikum-Dip	45

Zwiebel-Paprika-Kartoffel-Spalten
mit Hähnchenbrust   131

zum Heraustrennen

1.
DAS SOLLTEN SIE IM HAUS HABEN

Unsere Einkaufslisten beziehen sich in erster Linie auf frische Lebensmittel. Doch es gibt einige Grundlebensmittel, die sie in jedem Fall im Haus haben sollten und die wahrscheinlich nicht aufgebraucht werden während der Diät. Einige, die unterstrichen sind, gibt es vielleicht nicht immer bei Aldi – machen Sie eine Ausnahme. Der Supermarkt will auch leben!

1 Flasche Sonnenblumenöl
1 Flasche Olivenöl
1 Stück Butter
1 Flasche Essig
1 Flasche Leichte Salatcreme
1 Pckg. Salz
1 Pckg. Zucker
1 Pckg. Vanillinzucker
1 Glas Honig
1 Pckg. Weizenmehl 405
1 Pckg. blütenzarte Haferflocken
1 Pckg. Corn Flakes
1 Pckg. Vollkorn Früchtemüsli
1 Pckg. Walnusskerne
1 Pckg. Speisestärke

1 Glas Senf
1 Tube Tomatenmark
1 Dose Paprikapulver
1 Dose Pfeffer
1 Glas gekörnte Brühe
1 Pckg. Gemüsebrühwürfel
Getrocknete Kräuter:
    Gartenkräuter, Schnittlauch, Dill, aber
    auch Rosmarin, Thymian, Basilikum
Tiefkühl-Petersilie
Basilikum in Öl (als Ersatz für frisches Basilikum)
Curry, geriebene Muskatnuss, Zimt, Chilipulver
1 Knoblauchknolle
1 Netz Zwiebeln
1 Netz Zitronen oder Citrovin
Kaffee
Tee
1 l H-Milch 1,5 %

zum Heraustrennen

2.
Austauschtabelle

Auberginen – Champignons
Blumenkohl – Brokkoli oder TK-Mischgemüse mit Blumenkohl
Brokkoli – TK Mischgemüse mit Brokkoli
Feldsalat – Eisbergsalat oder Lollo
Grüne Bohnen – TK Bohnen oder Paprikamix
Zucchini – Salatgurke (Kerne entfernen, Garzeit kürzen)
Lauch – Zwiebeln oder Frühlingszwiebeln
Pfifferlinge – Champignons
Rosenkohl – TK Mischgemüse
Weißkohl – Sauerkraut
Melone – Kiwi oder Orange oder Ananas
Orange – Melone oder Beeren oder Aprikose oder TK-Tropenfruchtcocktail
Pflaumen – Trockenpflaumen einweichen
Trauben – Pfirsich, Nektarine, Ananas
Erdbeeren – TK-Beeren oder Zitrusfrüchte
Zitrone – Citrovin
Hecht – Seelachs oder Scholle

3.
Messtabelle:

Maß = 200-g-(Sahne-)-Becher
Wir messen die meisten Zutaten in leeren Sahnebechern ab: für alle, die keine Waage oder es einfach eilig haben. Wer's genau wissen will: Hier die Gramm-Angaben der wichtigsten Lebensmittel.

1 Becher	ml/g
Wasser	200 ml
Zucker	190 g
Mehl	120 g
Reis	160 g
Nudeln (Spiralen)	80 g
Haferflocken	80 g
Früchtemüsli	110 g
Geriebener Emmentaler	85 g
Trockenpflaumen	150 g/17 Stück
Sultaninen	140 g
Kartoffelpüree	85 g

4.
Einkaufsliste 1. Woche

Frisches Obst/Gemüse

1 kg Zucchini
1 kg Zwiebel
1–2 kg Tomaten (nach Vorliebe)
1 kg Möhren
500 g grüne Bohnen (ersatzweise 1 Pckg. Paprika-Mix oder Tiefkühl Bohnen)
1 Blumenkohl
2 x Paprika-Mix
1,5 kg Bio-Kartoffeln
500 g Brokkoli
1 Knoblauchknolle
1 kleiner Kopf Eisbergsalat
1 Pckg. Blattsalat-Rohkost-Mix
1 Salatgurke
1 kg Bananen (2 werden benötigt, der Rest darf zwischendurch gegessen werden)

Kühltheke

1 Pckg. geriebener Emmentaler
500 g Naturjoghurt (1,5 % Fett)
1 Pckg. Feta
1 Pckg. Cremerie Meerrettichfrischkäse
1 Pckg. Mozzarella
1 Pckg. körniger Frischkäse
250 g Sahnequark (40 % Fett)
1 Pckg. Voll fit-Lemondrink
1 Pckg. Delikatess-Putenbrustaufschnitt mit Kräutern
1 Pckg. geräucherte Forellenfilets

Tiefkühl-Produkte

1 Pckg. Gyros
1 Pckg. Hühnerbrustfilets
1 Pckg. neuseeländische Lammsteaks
1 Pckg. Pfannengemüse »Mexikanische Art«
1 Pckg. King Prawns (Garnelen)
1 Pckg. tropischer Obstsalat

Haltbare Produkte

1 Dose Kidney-Bohnen
1 Becher Schmand (24 % Fett)
10 Eier
1 l fettarme H-Milch (1,5 % Fett) (500 ml für die Rezepte)
1 Pckg. Kochbeutelreis

Brot und Gebäck

2 Pckg. Baguette-Brötchen (4-er Pack)
1 Pckg. Roggenvollkornbrot
1 Pckg. Vollkorntoastbrot (davon brauchen Sie
    10 Scheiben, die restl. 10 bitte einfrieren)

Sonstiges/Gewürze

1 Bund Basilikum

Was ich noch zusätzlich mag

Obst, Knabbergemüse, freigegebener Naschkram,
    bestimmte Gewürze

Aus dem Vorrat

250 g Mehl
Salz
Pfeffer
40 g Butter
4 EL Olivenöl
etwa 16 EL Sonnenblumenöl
9 EL Weinbranntessig
1 TL Tomatenmark
etwa 10 TL klare Brühe
2 TL Senf
30 g Walnüsse
3 Pckg. Vanillinzucker
150 g Haferflocken
6 Zwiebeln
ca. 6 EL Schnittlauch

5.
Einkaufsliste 2. Woche

Frisches Obst/Gemüse

1 kg Bananen
1 kg Tomaten
1 kg Äpfel
1 kg Möhren
1,5 kg Bio-Kartoffeln
1 kg Lauch
500 g Champignons mit Chili und Petersilie
2 Pckg. Paprika-Mix
1 Pckg. Feldsalat (200 g)
500 g Brokkoli

Kühltheke

1 Pckg. Käseaufschnitt
1 Pckg. Eier
1 Pckg. Magerquark
3 Becher probiotischer Vanillejoghurt
1 Pckg. Baguette-Salami von Redleffsen
1 Becher Premium Ananas-Joghurt
2 Becher Premium Pfirsich-Joghurt
3 Pckg. Burgunder-Schinken
1 Pckg. Parmesan am Stück (etwa 200 g)
1 Pckg. Feta
1 Pckg. Kräuterquark
1 Pckg. Zaziki-Quark

Tiefkühl-Produkte

1 Pckg. Hechtfilets (1 kg), ersatzweise
  Seelachsfilets
1 Pckg. Schweinemedaillons (400 g)
1 Pckg. Hähnchenbrustfilet (500 g)
1 Pckg. Riesengarnelenschwänze (250 g)
1 Pckg. Pfannengemüse »Feinschmecker Art«
  (750 g)

Haltbare Produkte

1 Dose Ananasstücke (340 g Abtropfgewicht)
1 Pckg. Nudeln (Penne rigate 500 g)
1 Becher Schmand, 24 % Fett
1 Dose Kidney-Bohnen
1 Dose geschälte Tomaten (400 g Inhalt)
1 Becher Kondensmilch, 7,5 % Fett

Brot und Gebäck

2 Pckg. längliche Baguette-Brötchen
1 Pckg. Roggenvollkornbrot
1 Pckg. Knäckebrot

Sonstiges

1 Flasche Multivitaminsaft

1 Flasche trockener Weißwein (z. B. Pinot Grigio)

Was ich noch zusätzlich mag

Obst, Knabbergemüse, freigegebener Naschkram,
bestimmte Gewürze

Aus dem Vorrat

650 ml H-Milch, 1,5 %

7 EL Butter

3 EL Mehl

7 EL Zitronensaft

Salz

Pfeffer

gemahlener Zimt

Rosmarinnadeln

Basilikum gerebelt

Thymian

Muskat

Schnittlauch

Currypulver

Petersilie

Chilipulver

10 EL Sonnenblumenöl

14 EL Branntweinessig

4 EL Tomatenmark

2 TL Senf

1 Pck. Vanillinzucker

Fettarmen Joghurt von der Vorwoche
aufbrauchen

1/2 Pckg. Vollkorntoastbrot (den eingefrorenen
Rest der 1. Woche aufbrauchen)

90 g Walnüsse

6 TL Honig

Citrovin

9 TL klare Brühe

75 g Haferflocken

4 EL Leichte Salatcreme

6 Zwiebeln

Knoblauch

6.
Einkaufsliste 3. Woche

Frisches Obst/Gemüse

1 kg Bananen (2 werden benötigt, der Rest
   darf zwischendurch gegessen werden)
1 kg Äpfel (2 werden benötigt, der Rest
   darf zwischendurch gegessen werden)
1 kg Orangen (3 werden benötigt, der Rest
   darf zwischendurch gegessen oder
   ausgepresst werden)
2 Kiwi (ersatzweise Birnen oder Obst der Saison)
1 Beutel Zitronen (Sie benötigen etwa den Saft
   von 2 Stück)
1 Eisbergsalat
1 Pckg. Blattsalat-Rohkostmix (200 g)
1 kg Tomaten (7 werden benötigt, der Rest
   darf zwischendurch gegessen werden)
2 Stangen Lauch
1 Paprikamix (3 Paprikaschoten)
500 g Möhren
500 g Champignons

Kühltheke

100 g Krabben
2 Becher Naturjoghurt, 1,5 % Fett (à 500 g)
200 g Putenbrust in Scheiben
50 g Putenbrust in Scheiben
1 Pckg. geräucherte Forellenfilets (125 g)

Tiefkühl-Produkte

1 Pckg. küchenfertige Hähnchenbrustfilets
   (500 g, 4 Filets, Sie benötigen davon 3)
1 Pckg. Lachsfilets (250 g)
1 Pckg. Riesengarnelen (250 g)
1 Pckg. Rahmspinat (250 g)

Haltbare Produkte

1 Glas Honig (500 g, Sie benötigen davon 150 g)
1 Becher Schmand (200 g)
6 Eier
1 Dose Thunfisch im eigenen Saft (125 g)
1 Pckg. Spaghetti (500 g, Sie benötigen 250 g)
2 Pckg. Penne oder Spaghetti (1 kg,
   Sie benötigen davon 750 g)
1 Flasche Orangensaft (Sie benötigen davon
   150 ml, den Rest dürfen Sie zwischendurch
   trinken)

Brot und Gebäck

1 Pckg. Vollkornbrot (500 g, Sie benötigen
   davon 6 Scheiben, 2 bitte einfrieren)
1 Pckg. Sandwichtoast (750 g, Sie benötigen
   davon 16 Scheiben, 4 bitte einfrieren)

1 Pckg. Knäckebrot (Sie benötigen davon
   4 Scheiben, Knäcke dürfen Sie auch mal
   zwischendurch knabbern)

Sonstiges/Gewürze

1 Bund Basilikum oder andere frische
   Gartenkräuter
1 Bund Petersilie oder andere frische
   Gartenkräuter
dazu: andere frische, getrocknete oder
   eingelegte Kräuter nach eigenem Geschmack

Was ich noch zusätzlich mag

Obst, Knabbergemüse, freigegebener Naschkram,
   bestimmte Gewürze

Aus dem Vorrat

4 EL Mehl
Salz
Pfeffer
60 g Butter
70 ml Olivenöl
2 EL Essig
4 EL Senf
50 ml Ketchup
400 ml H-Milch, 1,5 %
2 Päckchen Vanillinzucker

110 g Vollkorn Früchtemüsli
40 g Walnüsse
8 Gemüsebrühwürfel
1 Knoblauchzehe
Curry

7.
Einkaufsliste 4. Woche

Frisches Obst/Gemüse

1 frische Ananas oder 2 Dosen Ananas in Stücken
1 Galia-Melone (ersatzweise eine andere
   Melonensorte oder Ananas oder Orangen)
1 kg Bananen (Sie brauchen 3 Stück, den Rest
   können Sie zwischendurch essen)
1 Salatgurke
500 g grüne Bohnen
1 kleiner Eisbergsalat
3 Paprikaschoten
300 g frischer Brokkoli (ersatzweise tiefgekühlt)
1 Stange Lauch
500 g Champignons
1 kg Tomaten (Sie brauchen 5 Stück, den Rest
   können Sie zwischendurch essen)
1 kg Möhren (Sie brauchen 400 g, den Rest
   können Sie zwischendurch knabbern)

Kühltheke

1 Pckg. Magerquark, 250 g
2 Becher Naturjoghurt, 1,5 %, à 500 g
1 Schälchen Krabben, 100 g Abtropfgewicht
1 Pckg. Hüttenkäse, 250 g
1 Pckg. Räucherlachs, 200 g

Tiefkühl-Produkte

1 kg Rotbarschfilets (Sie brauchen 7 Filets,
   den Rest bitte einfrieren)
1 Pckg. Lammsteaks, 500 g
1 Pckg. Lachsfilets, 250 g
1 Pckg. Riesengarnelen, 250 g

Haltbare Produkte

1 Pckg. gehackte Mandeln
1 Dose Mandarinen (Abtropfgewicht 175 g)
2 Pckg. USA parboiled Reis

Brot und Gebäck

12 Scheiben Knäckebrot

Sonstiges/Gewürze (kann man notfalls in den Rezepten weglassen)

1 Bund Dill oder getrocknete Dillspitzen
2 Bund Petersilie oder getrocknete Petersilie
1 EL Kräuter nach Belieben oder getrocknete
   Gartenkräuter
1 Stück Ingwerwurzel (ca. 4 cm) oder
   Ingwerpulver
1 kleine Flasche Sojasauce oder flüssige
   Speisewürze

Was ich noch zusätzlich mag

Obst, Knabbergemüse, freigegebener Naschkram,
   bestimmte Gewürze

Aus dem Vorrat

Salz
Pfeffer
ca. 150 ml Öl
1 1/2 EL Essig
8 EL Honig
1 Päckchen Vanillinzucker
3 Becher Gemüsebrühe (600 ml)
1 Hähnchenbrustfilet (Tiefkühl, 125 g von
   der Vorwoche)
2 Scheiben Toastbrot (von der Vorwoche)
Ketchup
5 EL H-Milch, 1,5 %
5 Knoblauchzehen
Curry
4 Zitronen
2 Zwiebeln

8.
Einkaufsliste 5. Woche

Frisches Obst/Gemüse

1 Honig- oder Galia-Melone
1 kg Pfirsiche (4 werden gebraucht,
Rest zum so Essen)
4 Kiwi
1 Kopf Lollo Bianco (ersatzweise Lollo Rosso
oder Eisbergsalat)
1 Ananas
1 kg Tomaten (6 werden gebraucht,
Rest zum so Essen)
1 kg Äpfel (5 werden gebraucht,
Rest zum so Essen)
1 Pckg. Paprika-Mix
2 Auberginen (je 300–400 g,
ersatzweise 1 kg Zucchini)
2 Pckg. Champignons, wenn möglich in 1 Pckg.
mit Chili und Petersilie (je 500 g)

Kühltheke

2 Becher Naturjoghurt, 3,5 % Fett
1 Pckg. geräucherter Lachs (200 g)
2 Becher Premium Pfirsich-Joghurt
1 Pckg. Pfeffer-Schinken (100 g)
2 Becher Premium Kirsch-Joghurt

1 Pckg. Speisequark, 40 % Fett
1 Pckg. Speisequark mager
3 Eier
1 Pckg. original italienischer Schinken (100 g)
1 Pckg. Zaziki-Quark
1 Pckg. Parmesan am Stück (125 g)
1 Pckg. »Delikate Putenbrust, heiß geräuchert«
(am besten ein Stück aussuchen, das etwa
450 g wiegt)
1 Pckg. Krabben (100 g Abtropfgewicht)
1 Pckg. Blattsalat-Rohkost-Mix (200 g)

Tiefkühl-Produkte

1 Pckg. Beerenfrüchte (750 g)
1 Pckg. Hühnerbrustfilets
1 Pckg. Lamm-Steaks
1 Pckg. Bioland-Erbsen (750 g)
1 Pckg. Lachsfilets
1 Pckg. Asiatisches Pfannengemüse (750 g)

Haltbare Produkte

1 Becher Schmand, 24 % Fett
1 Pckg. Kochbeutelreis
1 Pckg. Ravioli Funghi
1 Dose Mais

Brot und Gebäck

1 Pckg. Vollkorntoastbrot (davon 1/2 Pckg.
   gleich einfrieren)
1 Pckg. Roggenvollkornbrot
2 Pckg. längliche Baguette-Brötchen (davon
   1/2 Pckg. gleich einfrieren)

Was ich sonst noch zusätzlich mag

Obst, Knabbergmüse, freigegebener Naschkram,
   bestimmte Gewürze

Aus dem Vorrat

3 TL Honig
2 Pck. Vanillinzucker
1 Prise Zucker
250 g Vollkorn Früchtemüsli
80 g Haferflocken
150 g Mehl
110 g Walnüsse
75 g Butter
550 ml fettarme H-Milch, 1,5 % Fett
250 ml Kondensmilch, 7,5 % Fett
200 ml Multivitaminsaft
4 EL trockener Weißwein (z. B. Pinot Grigio)
6 Zwiebeln
1–2 Knoblauchzehen
130 ml Sonnenblumenöl

ca. 1 Becher Branntweinessig (200 ml)
1 Zitrone
2 EL Tomatenmark
Salz, Pfeffer
1 TL Curry
3 TL Thymian
5 EL Schnittlauch
2 TL getrockneter Dill
1 Lorbeerblatt
4 TL klare Brühe
3 TL Senf

9.
Einkaufsliste 6. Woche

Frisches Obst/Gemüse
500 g Champignons (große)
2 Stangen Lauch
etwa 4 kg Kartoffeln
5 Zwiebeln
1 kg Möhren
1 kg Äpfel (2 werden benötigt, der Rest darf
   zwischendurch gegessen werden)
2 x Paprikamix (je 1 grüne, gelbe, rote)
1 kg Zucchini
1 Salatgurke
2 Knoblauchzehen
1 kg Tomaten
1 kleiner Eisbergsalat
1 Pckg. Blattsalat-Rohkostmix (200 g)
1 Banane
2 Orangen
2 Kiwi

Kühltheke
2 Pckg. Kräuterquark (à 200 g)
125 g Parmesan
250 g Magerquark
1 Pckg. Wiener Würstchen (4 Würstchen werden
benötigt, den Rest bitte einfrieren und zu
einem späteren Zeitpunkt verbrauchen)
1 Pckg. Gnocchi
1 Becher Schmand
1 Pckg. Mozzarella
500 g Buttermilch
2 Becher Naturjoghurt 3,5 % (à 150 g)
1 Schokopudding
1 Pckg. Feta (200 g)
1 Pckg. Krabben (100 g)
Delikatess-Putenbrust geräuchert (5 Scheiben)
   (200 g)
Maasdamer (5 Scheiben) (200 g)

Tiefkühl-Produkte
1 Pckg. Hähnchenbrustfilet (500 g)
1 Pckg. Buttergemüse (300 g)
450 g Rahmspinat

Haltbare Produkte
1 Pckg. Kartoffelpüree (3 x 4 Portionen,
   es werden 2 verwendet)
1 Dose Tomaten
1 Dose Sauerkraut (Abtr. 770 g)
1 Dose rote Bohnen (Abtr. 255 g)
2 Eier
1 l H-Milch 1,5 % (700 ml werden benötigt)

Brot und Gebäck

1 Kartoffelbrot (Backmischung) (davon brauchen
   Sie 9 Scheiben)
1 Pckg. Kürbiskernbrot (davon brauchen Sie
   8 Scheiben, den Rest bitte einfrieren)
1 Pckg. 4er-Brötchen

Sonstiges/Gewürze

1 TL Kümmel
1 TL Curry
2 TL Kräuter der Provence
1 TL Thymian, Paprikapulver
Muskat
1 Bund frische Petersilie
2 Bund Schnittlauch
1 Bund frisches Basilikum
Lorbeerblatt, Wacholderbeeren

Was ich noch zusätzlich mag

Obst, Knabbergemüse, freigegebener Naschkram,
   bestimmte Gewürze

Aus dem Vorrat

Salz
Pfeffer
9 EL Sonnenblumenöl
9 EL Olivenöl
10 EL Essig
2 EL Balsamicoessig
3 EL Butter
2 EL Tomatenmark
1 TL Senf
110 ml Weißwein (z. B. Pinot Grigio)
100 g Mehl
5 Becher (500 g) Frühstücksmüsli
1 Becher Cornflakes (65 g)
1 EL Honig
Klare Brühe
1 EL Salatkräuter
1 Pckg. Walnüsse (200 g, Sie benötigen 4 EL)
1 l H-Milch 1,5 % (700 ml werden benötigt)
1 TL Curry
2 TL Kräuter der Provence
1 TL Thymian Paprikapulver
Muskat

10.
Erlaubte Snacks

Am besten sind natürlich Obst und Gemüse für Zwischendurch. Wer aber nicht ganz auf Knabberzeug verzichten kann, sollte sich an diese Liste halten.

Statt Chips bitte höchstens Salzstangen, Knäcke oder Grissini in Mini Portionen.

Auch Süßes ist bei dieser Diät erlaubt, wobei Sie darauf achten müssen, dass Sie nur fettfreie Sachen verzehren. Hier sind einige Dinge, die Ihnen bestimmt den Mund wässrig machen werden.

- Saure Fische
- Joghurt Früchte
- Fitness-Riegel (aber bitte nur Apfel)
- Nimm 2
- Gummibärchen oder ähnliches
- Maoam
- Lakritze
- Multi-Vitamin-Frucht-Gums
- Kaugummis
- Hustenbonbons
- Trockenobst ohne Schokolade
- Pfefferminzbonbons
- harte Fruchtbonbons

11.
BMI-Tabelle

Wenn Sie genau wissen wollen, in welcher Gewichtszone Sie sich befinden, sollten Sie Ihren »Body-Mass-Index« (BMI) berechnen. Der BMI ist der medizinische Wert für das Körpergewicht, der das Ideal- und Normalgewicht von früher ersetzt. Dafür benutzen Sie die untenstehende Formel – oder Sie lesen Ihre Werte in der Tabelle auf S. 160 ab.

Eine sehr grobe Orientierung liefert die Unterscheidung nach Geschlecht: Männer sollten einen BMI zwischen 20 und 25 haben, Frauen zwischen 19 und 24.

$$BMI = \frac{\text{Körpergewicht (in kg)}}{\text{Körperlänge}^2 \text{ (Meter x Meter)}}$$

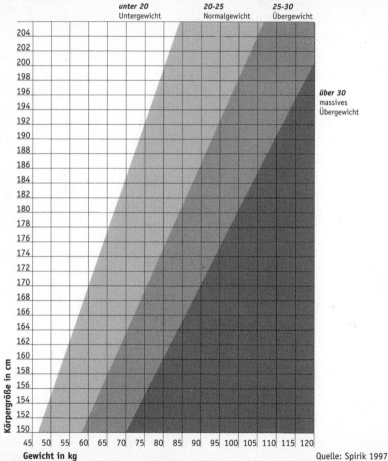